Dietbook Gestante

NUTRIÇÃO
Outros livros de interesse

A Ciência e a Arte de Ler Artigos Científicos – Braulio Luna Filho
A Saúde Brasileira Pode Dar Certo – Lottenberg
Administração Aplicada às Unidades de Alimentação e Nutrição – Teixeira
Adolescência... Quantas Dúvidas! – Fisberg e Medeiros
Aleitamento Materno 2ª ed. – Dias Rego
Alergias Alimentares – De Angelis
Alimentos - Um Estudo Abrangente – Evangelista
Alimentos com Alegação Diet ou Light – Freitas
Alimentos e Sua Ação Terapêutica – Andréia Ramalho
Aspectos Nutricionais no Processo do Envelhecimento – Busnello
Avaliação Nutricional: Aspectos Clínicos e Laboratoriais – Goulart Duarte
Bioquímica da Nutrição – Palermo
Biossegurança em Unidade de Alimentação e Nutrição – Valle e Marques
Chefs do Coração – Ramires
Coluna: Ponto e Vírgula 7ª ed. – Goldenberg
Como Cuidar do Seu Coração – Mitsue Isosaki e Adriana Lúcia Van-Erven Ávila
Controle Sanitário dos Alimentos 3ª ed. – Riedel
Cuidados Paliativos – Diretrizes, Humanização e Alívio de Sintomas – Franklin Santana
Dicionário Brasileiro de Nutrição – Asbran
Dicionário Técnico de Nutrição – Evangelista
Dieta, Nutrição e Câncer – Dan
Epidemiologia 2ª ed. – Medronho
Fisiologia da Nutrição Humana Aplicada – De Angelis
Fome Oculta – Andréia Ramalho
Fome Oculta - Bases Fisiológicas para Reduzir Seu Risco através da Alimentação Saudável – De Angelis
Fundamentos de Engenharia de Alimentos - Série Ciência, Tecnologia, Engenharia de Alimentos e Nutrição - Vol. 5 – Maria Angela de Almeida Meireles e Camila Gambini Pereira
Fundamentos de Nutrição para Engenharia e Tecnologia em Alimentos – Ana Flávia Oliveira e Janesca Alban Roman
Guia Básico de Terapia Nutricional – Dan
Guia de Aleitamento Materno 2ª ed. – Dias Rego
Guia de Consultório - Atendimento e Administração – Carvalho Argolo
Importância de Alimentos Vegetais na Proteção da Saúde 2ª ed. – De Angelis
Integração Hormonal do Metabolismo Energético – Poian e Alves
Interpretação de Exames Bioquímicos – Carvalho Costa
Leite Materno - Como Mantê-lo Sempre Abundante 2ª ed. – Bicalho Lana
Liga de Controle do Diabettes – Lottenberg
Manual de Dietoterapia e Avaliação Nutricional do Serviço de Nutrição e Dietética do Instituto do Coração (HC-FMUSP) - 2ª ed. – Mitsue Isosaki
Manual de Estrutura e Organização do Restaurante Comercial – Lobo
Manual de Terapia Nutricional em Oncologia do ICESP
Microbiologia dos Alimentos – Gombossy e Landgraf
Nutrição do Recém-nascido – Feferbaum
Nutrição e Síndrome Metabólica – Fernanda Michielin Busnello e Catarina Bertaso Andreatta Gottschall
Nutrição Estética – Aline Petter Schneider
Nutrição Humana - Autoavaliação e Revisão – Olganê
Nutrição Oral, Enteral e Parenteral na Prática Clínica 4ª ed. (2 vols.) – Dan Linetzky Waitzberg
Nutrição, Fundamentos e Aspectos Atuais 2ª ed. – Tirapegui
Nutrição e Metabolismo Aplicados à Atividade Motora – Lancha Jr.
Nutrição, Metabolismo e Suplementação na Atividade Física – Tirapegui
Nutrição, Metabolismo e Suplementação na Atividade Física – segunda edição – Tirapegui
O Livro de Estímulo à Amamentação - Uma Visão Biológica, Fisiológica e Psicológico-Comportamental da Amamentação – Bicalho Lana
O que Você Precisa Saber sobre o Sistema Único de Saúde – APM-SUS
Os Chefs do Coração – InCor
Planejamento Estratégico de Cardápios para a Gestão de Negócios em Alimentação 2ª ed. – Márcia Regina Reggiolli
Política Públicas de Saúde Interação dos Atores Sociais – Lopes
Protocolos Clínicos para Assistência Nutricional em Cardiologia e Pneumologia – HCFMUSP – Isosaki, Vieira e Oliveira
Puericultura - Princípios e Prática: Atenção Integral à Saúde da Criança 2ª ed. – Del Ciampo
Receitas para Todos - Economia Doméstica em Tempo de Crise - Bagaços, Cascas, Folhas, Sementes, Sobras e Talos – Sara Bella Fuks e Maria Auxiliadora Santa Cruz Coelho
Riscos e Prevenção da Obesidade – De Angelis
Série Atualizações Pediátricas – SPSP (Soc. Ped. SP)
   Vol. 2 - Gastroenterologia e Nutrição – Palma
   Vol. 4 - O Recém-nascido de Muito Baixo Peso 2ª ed. – Helenilce P.F. Costa e Sergio T. Marba
   Vol. 6 - Endocrinologia Pediátrica – Calliari
   Vol. 8 - Tópicos Atuais de Nutrição Pediátrica – Cardoso
Série Ciência, Tecnologia, Engenharia de Alimentos e Nutrição
   Vol. 3 - Fundamentos de Tecnologia de Alimentos – Baruffaldi e Oliveira
Série Manuais Técnicos para o Restaurante Comercial
   Vol. 1 - Estrutura e Organização do Restaurante Comercial – Lôbo
Série Terapia Intensiva – Knobel
   Vol. 6 - Nutrição
Sociedade Brasileira de Cirurgia Bariátrica – Cirurgia da Obesidade – Garrido
Tabela Centesimal de Alimentos Diet e Light – Ribeiro Benevides
Tabela de Bolso de Calorias para Dietas – Braga
Tabela de Composição Química dos Alimentos 9ª ed. – Franco
Tabela para Avaliação de Consumo Alimentar em Medidas Caseiras 5ª ed. – Benzecry
Técnica Dietética - Pré-preparo e Preparo de Alimentos - Manual de Laboratório - segunda edição – Camargo
Tecnologia de Alimentos 2ª ed. – Evangelista
Tecnologia de Produtos Lácteos Funcionais – Maricé Nogueira de Oliveira
Temas em Nutrição - SPSP – Cardoso
Terapia Nutricional do Paciente Crítico - Uma Visão Pediátrica – Pons Telles
Terapia Nutricional Pediátrica – Simone Morelo Dal Bosco
Transtornos Alimentares – Natacci Cunha
Um Guia para o Leitor de Artigos Científicos na Área da Saúde – Marcopito Santos

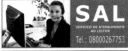

www.atheneu.com.br

facebook.com/editoraatheneu Twitter.com/editoraatheneu Youtube.com/atheneueditora

Dietbook Gestante

Editora
Lara Cristiane Natacci

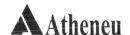

EDITORA ATHENEU

São Paulo —	Rua Jesuíno Pascoal, 30
	Tel.: (11) 2858-8750
	Fax: (11) 2858-8766
	E-mail: atheneu@atheneu.com.br
Rio de Janeiro —	Rua Bambina, 74
	Tel.: (21)3094-1295
	Fax: (21)3094-1284
	E-mail: atheneu@atheneu.com.br
Belo Horizonte —	Rua Domingos Vieira, 319 — conj. 1.104

CAPA: Equipe Atheneu
PRODUÇÃO EDITORIAL: MWS Design

Dados Internacionais de Catalogação na Publicação (CIP)
(Câmara Brasileira do Livro, SP, Brasil)

Natacci, Lara Cristiane
  Dietbook gestante / editora Lara Cristiane
Natacci. -- São Paulo : Editora Atheneu, 2015.

  Bibliografia.
  ISBN 978-85-388-0607-3

  1. Gravidez - Aspectos nutricionais 2. Lactação -
Aspectos nutricionais 3. Recém-nascidos - Nutrição
I. Título.

| | CDD-618.24 |
| 15-00526 | NLM-WQ 200 |

Índices para catálogo sistemático:
1. Gestantes : Alimentação : Obstetrícia :
Medicina 618.24

NATACCI L.C.
Dietbook Gestante

©Direitos reservados à EDITORA ATHENEU – São Paulo, Rio de Janeiro, Belo Horizonte, 2015.

Editora

Lara Cristiane Natacci

Nutricionista, Doutoranda em Educação e Saúde, com Foco em Comportamento Alimentar na Faculdade de Medicina da Universidade de São Paulo – USP. Mestre em Ciências pela Faculdade de Medicina da USP. Especialização em Nutrição Clínica Funcional na Universidade Ibirapuera – UNIB. Especialização em Distúrbios do Comportamento Alimentar na Université de Paris 5 René Descartes – Paris, França. Bases Fisiológicas da Nutrição no Esporte na Universidade Federal de São Paulo – UNIFESP. Autora do Livro: *Anorexia, Bulimia e Compulsão Alimentar*. São Paulo: Editora Atheneu, 2008. Idealizadora e mantenedora do site www.dietnet.com.br, desde 1997.

Dedicatórias

Aos meus filhos, Vitinho, Bárbara e Júlia, pelo amor e estímulo ao meu trabalho.

Às Dras. Lílian de Mello Alves Moreira e Josiane Malc, pela amizade e dedicação ao revisar o conteúdo deste livro.

Prefácio

A adequada nutrição materna é reconhecida como um dos principais determinantes do bem-estar fetal e neonatal.

É naturalmente esperado que as gestantes, sobretudo as primigestas (primeira gravidez), anseiem o maior número de informações sobre tudo que envolve a gravidez - e, aquelas já com alguma experiência sabem que nem tudo se processa como da primeira vez.

O Dietbook *Gestante* da Dra. Lara vem ser um grande apoio às futuras mamães, trazendo orientações que serão importantes, não só no decorrer da gestação, como também no período de lactação e na introdução dos alimentos para o bebê. Ele desmistifica uma fase que é repleta de informações bem-intencionadas, porém nem sempre corretas. A gravidez é, sem dúvida, um período não só de transformações físicas, mas também de mudanças psicológicas e de alterações da sensibilidade que tornam a mulher reprodutora vulnerável às diversas informações do meio.

O Dietbook *Gestante* nos traz uma solução para o correto aporte nutricional da grávida. A maneira como são apresentados os capítulos facilita a pesquisa, além de ser uma leitura agradável, fazendo com que este livro seja um excelente companheiro da mulher gestante.

Portanto, mamãe, à leitura; desfrute dessa sensação maravilhosa que é estar gerando uma outra vida.

Dra. Lílian de Mello Alves Moreira

Apresentação

Tudo o que você deve saber sobre:

- *Alimentação na Gestação*
- *Alimentação na Lactação*
- *Introdução de Alimentos a Recém-nascidos*

Sumário

1 Alimentação na Gestação, 1

   1.1 Introdução, 3

   1.2 Riscos Nutricionais, 4

   1.3 Ganho de Peso, 5

   1.4 Os Nutrientes na Gestação, 10

   1.5 Guia Alimentar Diário para Gestantes, 31

   1.6 Exemplo de Cardápio, 32

   1.7 Alguns Inconvenientes na Gestação, 33

   1. 8 Condições Especiais na Gestação, 37

   1.9 A Segurança no Consumo e Seleção dos Alimentos, 47

2 Alimentação na Lactação, 49

   2.1 Introdução, 51

   2.2 Perda de Peso, 51

   2.3 Necessidades Nutricionais, 53

2.4 Guia Alimentar Diário para Lactantes, 54

2.5 Exemplo de Cardápio, 55

2.6 Considerações Especiais, 55

3 Alimentação do Bebê, 59

3.1 Aleitamento Materno, 61

3.2 Fórmulas Infantis que Substituem o Leite Humano, 72

3.3 Recomendações Gerais, 77

3.4 Introdução de Alimentos Sólidos e Outros Líquidos, 78

4 Apêndice, 87

4.1 Tabela de Vitaminas, 89

4.2 Tabela de Minerais, 91

Referências Bibliográficas, 93

Índice Remissivo, 95

Capítulo 1

Alimentação na Gestação

1.1 INTRODUÇÃO

O período compreendido entre e a fecundação e o nascimento de seu bebê trará significativas alterações físicas e emocionais para você. Os meses seguintes ocasionarão um crescimento rápido – para você e para o bebê, e essas mudanças proporcionarão excitação, alegria, realização, mas também cansaço, incerteza e apreensão. Muitas vezes, você se sentirá em uma montanha russa de emoções, felicidade em um momento e tristeza em outro. Mas é um período maravilhoso, onde a mulher assume uma das missões mais importantes de sua vida: ser mãe.

Vários fatores influenciam o nascimento de uma criança saudável. Alguns deles você não poderá controlar, como idade e herança genética. Mas outros dependem de você, como visitar regularmente o médico, não fumar, não consumir álcool e drogas, e adotar uma alimentação balanceada.

As gestantes que se alimentam bem e evitam riscos tendem a ter menos complicações na gestação e no parto, dando a luz a bebês mais saudáveis. Uma dieta balanceada é um dos elementos mais importantes para assegurar o futuro da mãe e do bebê.

Se a gestante não consome os nutrientes necessários ou está abaixo do peso ideal, ela o o bebê irão competir pelas calorias e nutrientes.

1.2 RISCOS NUTRICIONAIS

A gestante poderá desenvolver deficiências nutricionais (falta de nutrientes) ao engravidar se:

- Tiver menos de 15 anos ou idade ginecológica de 2 anos ou menos;
- Tiver mais de 40 anos;
- Ficar grávida antes de completar 12 meses após o último parto ou aborto;
- Teve filhos que nasceram com baixo peso (menos de 2,5 kg), pequenos para a idade gestacional, acima do peso (mais de 4,0 kg), prematuros, com defeito no tubo neural, anomalias congênitas ou síndrome alcoólica fetal;
- Teve doenças relacionadas a outras gestações;
- Teve mais de dois abortos espontâneos;
- Teve gestações anteriores com ganho inadequado de peso ou anemia;
- Sofreu óbito fetal;
- Apresentar complicações clínicas, como diabetes, hipertensão arterial, disfunções tireoidianas, doenças gastrointestinais, doença renal crônica, doenças hepáticas, fenilcetonúria, câncer, doenças cardiovasculares, transtornos alimentares, gestações múltiplas ou desnutrição;

- Tomar remédios que interfiram no metabolismo de nutrientes;
- Pesar menos que 90% ou mais que 120% do seu peso ideal;
- Estiver amamentando;
- Tiver dado à luz a cinco ou mais bebês;
- Evitar determinados alimentos por aversão ou intolerância;
- Tiver uma dieta vegetariana restrita, onde não consome nenhum tipo de produto animal.

A gestante poderá desenvolver deficiências nutricionais a qualquer momento durante a gestação se:

- Tiver anemia;
- Tiver ganho insuficiente de peso ou perda de peso após o primeiro trimestre;
- Tiver ganho excessivo de peso.

1.3 GANHO DE PESO

A saúde de seu bebê e seu peso ao nascer são relacionados à quantidade de peso que você ganha durante a gestação. O bebê cresce lentamente, 24 horas por dia: um feto em crescimento desenvolve 100.000 células cerebrais por minuto! E após a 26ª semana de gestação, ele ganha cerca de 30 g por dia. Esse crescimento requer grande quantidade de energia, razão pela qual a gestação é um período onde não deve haver restrição calórica severa.

Omitir refeições ou lanches pode acarretar em riscos para o feto em desenvolvimento. Se você não ganha peso suficiente, o bebê poderá nascer com baixo peso, com grandes chances de desenvolver problemas de saúde ou dificuldades de desenvolvimento.

Ganhar muito peso também é prejudicial. Os bebês de mães que aumentaram seu peso em 16 kg ou mais podem gerar dificuldades no parto por serem maiores. E o peso adquirido em excesso pode levar à mãe a ter dificuldades para voltar ao seu peso anterior após o nascimento do bebê.

Há quase duas décadas, desde de 1990, o *Institute of Medicine* não divulgava recomendações sobre o ganho de peso ideal durante uma gestação. O novo protocolo agora inclui recomendações específicas para todas as mulheres, inclusive aquelas que estão obesas antes de uma gravidez. As recomendações começam com um *checkup* que inclui a avaliação do peso e da altura, dieta e exercícios físicos antes de engravidar e discute o uso de contraceptivos até que mulheres com sobrepeso ou obesas alcancem o peso ideal para iniciar uma gestação.

É importante que as mulheres iniciem a gravidez com um peso saudável, se possível, visando à manutenção e promoção da saúde da gestante e do bebê.

Com base no IMC, as recomendações básicas para o ganho de peso durante a gestação de feto único são:

Índice de massa corporal[3] (IMC) antes da gravidez[1]	Classificação de obesidade[4] em relação ao IMC (OMS) (kg/m²)	Ganho total de peso durante a gestação (gramas)*	Taxa de ganho de peso no segundo e terceiro trimestres da gestação** (média de ganho em gramas/ semanas)
Abaixo do peso	Abaixo de 18,5 kg/m²	12.700 g - 18.143 g	0.453 (0.453 - 0.589)
Peso normal	18,5 - 24,9 kg/m²	11.339 g - 15.875 g	0.453 (0.362 - 0.453)
Sobrepeso[2]	25,0 - 29,9 kg/m²	6.803 g - 11.339 g	0.272 (0.226 - 0.317)
Obesidade[4] (incluindo todas as classes)	Acima de 30,0 kg/m²	4.989 g - 9.071 g	0.226 (0.181 - 0.272)

Fonte: Institute of Medicine (IOM – 2009).

*Os valores em gramas são uma conversão do protocolo original cuja unidade é *pounds*, são valores aproximados.

**Os cálculos aceitam um ganho de peso de 0,5 a 2 quilos durante o primeiro trimestre da gravidez.

O novo protocolo difere do anterior em dois pontos importantes. Primeiro, ele é baseado nas categorias de índice de massa corporal (IMC) da Organização Mundial de Saúde para a classificação de obesidade e não mais nas tabelas do *Metropolitan Life Insurance*. Segundo, ele inclui taxas específicas e relativamente estreitas de ganho de peso durante a gravidez para mulheres obesas pré-concepção. O protocolo antigo foca na saúde do bebê e o atual considera tanto a saúde do bebê como a da mulher.

Durante a gestação a maioria das mulheres ganha peso, mas elas não precisam ganhar uma quantidade ilimitada de peso, pois será difícil perder esse excesso depois do parto. Também não precisam "comer por dois". Basta que sejam acrescentadas à dieta 300 calorias por dia para manter uma gravidez.

O protocolo recomenda o aconselhamento antes da concepção quanto ao ganho de peso, hábitos alimentares e a prática de exercícios físicos, já que a maioria das mulheres não vem recebendo essas orientações.

Para facilitar o entendimento, apresentamos o seguinte esquema, que identifica o ganho aproximado de peso na gestação:

Bebê	3,2 a 3,6 kg
Placenta	0,45 a 0,90 kg
Líquido amniótico	0,90 kg
Mamas	0,45 kg
Útero	0,90 kg
Volume sanguíneo	1,36 kg
Gordura corporal	2,30 kg
Massa muscular e líquidos	1,80 a 3,20 kg
Total: aproximadamente	11,36 kg

Muitas mulheres observaram cautelosamente seu peso durante anos, para mantê-lo perto do ideal, e preocupam-se em aumentá-lo muito durante a gestação. Mas nessa época, a prioridade deve ser ganhar o

Capítulo 1 – Alimentação na Gestação

suficiente para promover o completo desenvolvimento do bebê.

Para mulheres que iniciam a gestação abaixo do peso (menos de 90% do ideal), é desejável um aumento de 12,70 a 18,20 kg.

Mulheres que iniciam a gestação acima do peso não devem realizar restrições dietéticas severas na gestação. Em vez disso, devem se esforçar para melhorar a qualidade dos alimentos ingeridos. Para que o ganho de peso não seja demasiado, é indicado seguir essas recomendações:

- Dar preferência a leite e derivados reduzidos em gordura;
- Moderar o consumo de alimentos ricos em calorias e pobres em nutrientes, como doces, bolos, refrigerantes, biscoitos recheados, frituras, excesso de gorduras;
- Consumir alimentos cozidos, grelhados e assados, em vez de fritos;
- Perguntar ao médico sobre a possibilidade de iniciar ou aumentar as atividades físicas.

De todo modo, tenha em mente que essas orientações são gerais. Toda gestação é única. Seu médico e seu nutricionista poderão calcular um ganho de peso apropriado com base em suas características e necessidades individuais.

9

1.4 OS NUTRIENTES NA GESTAÇÃO

Calorias, proteínas, carboidratos, gorduras, vitaminas e minerais são essenciais ao desenvolvimento de um bebê saudável. Se houver falta ou mesmo excesso desses nutrientes, o desenvolvimento celular do feto não será perfeito.

Veja a seguir algumas orientações sobre esses nutrientes:

Calorias

Durante a gestação há um aumento considerável na necessidade energética do organismo. Isso acontece, de forma geral, por um aumento da superfície corporal (com o crescimento dos tecidos), de uma maior demanda de oxigênio (em função do metabolismo) e de uma maior produção hormonal. Ao final da gestação, o requerimento calórico está 15% a 20% maior. Por isso recomenda-se uma maior ingestão alimentar, gradativamente, conforme a evolução da gravidez.

Segundo a *Food and Nutrition Board* da Organização Mundial de Saúde (dados publicados em 2004), o incremento calórico durante os trimestres da gestação deve ser, comparado a uma mulher de mesma idade não gestante, de:

10

- 1º trimestre: até 85 calorias adicionais;
- 2º trimestre: de 340 a 360 calorias adicionais;
- 3º trimestre: de 452 a 472 calorias adicionais.

Proteínas

As células do feto em desenvolvimento são compostas em grande parte de proteínas, e as mudanças no organismo da mãe, particularmente o desenvolvimento da placenta, requerem proteínas.

Para obter a quantidade diária necessária desse nutriente basta ingerir pelo menos 180 g de carne, frango ou peixe, e consumir três porções de laticínios por dia. O próximo capítulo quantificará devidamente cada grupo alimentar e suas porções.

É particularmente importante obter quantidade adequada de proteínas dos alimentos, porque esse nutriente não está presente nos suplementos pré-natais, e também porque alimentos ricos em proteínas trazem outros nutrientes importantes. O leite, por exemplo, é rico em vitamina D, cálcio e fósforo, necessários para a construção de ossos fortes no bebê e manutenção na mamãe. Do mesmo modo, a carne, o frango e o peixe contêm boa quantidade de ferro, mineral necessário ao transporte de oxigênio.

Carboidratos

Para que as proteínas desempenhem sua função, o consumo de calorias precisa ser adequado. Se você não consome quantidade calórica suficiente, seu organismo utilizará a proteína para obter energia. E ela é uma fonte de energia muito "cara", porque para isso a desviamos de muitas de suas funções importantes, como formação celular.

São necessárias em torno de 300 calorias a mais por dia durante a gestação. A maioria delas deve vir dos alimentos ricos em carboidratos, como pães, arroz, cereais, massas, frutas e vegetais. Seu organismo consegue usar os carboidratos rapidamente e eficientemente para atingir os requerimentos energéticos. A gordura também pode ser utilizada, mas não como fonte predominante de energia.

Existem duas categorias de carboidratos: os simples e os complexos. Os complexos devem predominar em sua dieta como fonte primária de energia. Alimentos ricos em carboidratos complexos contêm também boa quantidade de outros nutrientes. Por exemplo, a batata fornece grandes quantidades de vitaminas do complexo B, C, potássio e fibra, em adição aos carboidratos.

O açúcar, alimentos doces, refrigerantes, balas, biscoitos e bolos são apetitosos, mas normalmente pobres em nutrientes. Uma lata de refrigerante contém quase nada a mais do que várias colheres de açúcar e 150 calorias, enquanto a mesma quantidade de suco de laranja (360 mL) fornece praticamente o mesmo valor calórico, mas também é uma excelente fonte de vitamina C e folato, vitaminas importantes durante a gestação.

Se você adora doces, consuma frutas. Elas são doces e têm muito a oferecer, como vitaminas, minerais e fibras, nem sempre presentes em biscoitos e balas. Alguns tipos de doces, como iogurte, sorvete e pudins, podem, no entanto, também constituir escolhas ocasionais inteligentes, por fornecerem proteínas, vitaminas e minerais.

Fibras

Fibra é uma substância encontrada em plantas, como frutas, verduras, legumes e grãos. A parte da fibra que ingerimos é chamada de fibra dietética e constitui componente importante de uma dieta saudável. A fibra dietética é composta por dois tipos principais: solúvel e insolúvel. A fibra solúvel forma um gel quando em contato com líquidos. A fibra insolúvel passa pelo trato digestivo quase intacta, absorvendo água. Os dois tipos de fibras são importantes na dieta e proporcionam benefícios ao sistema digestivo por manter sua regularidade.

A fibra insolúvel é encontrada no trigo, farelos, nozes, vegetais, grãos integrais, frutas e cereais. Ela se move através do trato digestivo absorvendo mais de 15 vezes o seu peso em água. Isso auxilia no combate à constipação (prisão de ventre), alguns tipos de diarreia e sintomas de irritabilidade nos intestinos. Além disso, a pressão no trato digestivo é diminuída, reduzindo o risco de diverticulose e hemorroidas. Mas o consumo excessivo de fibras, agravado pela ingestão insuficiente de líquidos, pode causar obstrução intestinal, principalmente em pessoas mais velhas e inativas.

A fibra solúvel é encontrada na aveia, ervilhas, feijões, legumes, cevada, algumas frutas como maçã e frutas cítricas. Além dos benefícios no sistema digestivo, há comprovações científicas de que a fibra solúvel diminui os níveis de colesterol sanguíneo, o que reduz os riscos de doenças coronárias.

Dietas ricas em carboidratos complexos e fibras solúveis parecem auxiliar no controle do diabetes, diminuindo a concentração de glicose no sangue, mas não é possível especificar se a melhora do paciente se dá em função da ingestão de fibras ou de uma dieta balanceada.

Como outros carboidratos complexos, os alimentos ricos em fibras contêm vitaminas e minerais.

Deve-se ingerir 20 a 35 g de fibras ao dia, independentemente da condição de gestante. Segue abaixo uma tabela com o teor de fibras de alguns alimentos:

Teor de fibra (em g) dietética em 100 g de alimento:

Farelo de trigo	44,0
Farinha integral	9,0
Farinha de aveia	7,0
Pão integral	8,5
Cereais matinais integrais	7 a 25 (depende da marca)
Torrada de centeio	11,7
Damasco seco	24,0
Figo seco	18,5
Ameixa seca	16,1
Banana	3,9
Maçã	2,0
Uva	0,9
Manga	1,5
Laranja	2,0
Feijão cozido	3,2
Brócolos cozido	4,1
Repolho cru	2,7
Cenoura cozida	3,1
Rábano cru	8,3
Ervilha fresca cozida	5,2
Tomate cru	1,5

Adoçantes

Segundo a *American Dietetic Association*, os adoçantes podem ser consumidos por toda a população, desde que em quantidade moderada e como parte de uma alimentação balanceada.

Todos os adoçantes artificiais aprovados pelo FDA (*Food and Drug Administration*, EUA) – sucralose, aspartame, sacarina e acesulfame K – são considerados seguros durante a gestação. Mas como a gestação não é um período para se cortar calorias, a melhor alternativa é primeiramente assegurar a ingestão de todos os grupos de alimentos necessários, e depois incluir produtos com adoçantes não nutritivos se você ainda tiver fome e se for recomendado pelo médico. Gestantes que apresentam fenilcetonúria (PKU) não podem ingerir alimentos que contenham aspartame.

Gorduras

A gordura é especialmente importante durante a gestação. Como fonte exclusiva de ácidos graxos essenciais, é necessária ao desenvolvimento do cérebro e sistema nervoso central do bebê. Também tem a função de transportar as vitaminas A, K, E e D, além de constituir uma fonte concentrada de energia. O ideal é que esse nutriente represente até 30% de toda a ingestão alimentar.

As gorduras poli-insaturadas e as monoinsaturadas são consideradas mais saudáveis por seu efeito nos níveis de colesterol sanguíneo. Como as taxas de

16

colesterol tendem a se elevar durante a gestação, a maioria da ingestão de gorduras deve consistir desse dois tipos. A gordura monoinsaturada é predominante em azeite de oliva, abacate, amendoim, castanhas e nozes. Óleos de canola, girassol, milho e algumas margarinas são ricos em gorduras poli-insaturadas e ainda contêm pequenas quantidades de monoinsaturadas e saturadas.

Os alimentos provenientes do mar são ricos em um tipo de gordura poli-insaturada conhecida por ômega 3, que é necessária ao desenvolvimento cerebral e dos tecidos dos olhos do bebê.

Grande quantidade de gordura saturada pode elevar as taxas de colesterol sanguíneo. Produtos animais, como laticínios gordos, carnes gordas, pele de aves, chocolate e manteiga são fontes desse tipo de gordura. Há também a gordura hidrogenada, resultado de um processo que conserva óleos vegetais para torná-los passíveis de serem consumidos ou usados em culinária. Esse tipo de gordura é encontrado em algumas margarinas, produtos prontos para assar, biscoitos recheados, sorvetes produtos fritos e alimentos usados para lanches. O consumo gordura hidrogenada pode desregular as taxas de colesterol do sangue, aumentando a chance de eventos cardiovasculares, devendo então, ser evitado.

17

Apesar de não ser indicada uma restrição drástica de gorduras na gravidez, é melhor escolher alimentos mais naturais e pouco processados para controlar o excesso desse nutriente. Eis algumas dicas importantes:

- Coma carnes magras, aves sem pele, mais frequentemente produtos do mar; elimine a gordura da carne e a pele das aves antes de prepara-las;
- Escolha produtos lácteos reduzidos em gorduras;
- Se você consome frequentemente doces ou salgadinhos fritos, tente diminuir o consumo e alterná-los com vegetais e frutas frescas;
- Tente consumir os alimentos pouco processados, ou seja, consuma-os o mais frescos possível.

Vitaminas

Os carboidratos, proteínas e gorduras são indiscutivelmente combustíveis necessários na gestação, mas eles não poderiam exercer suas funções sem as vitaminas, que regulam o metabolismo, a digestão e a absorção desses três nutrientes, e ainda supervisionam muitas outras funções orgânicas, garantindo sua saúde e o crescimento de seu bebê.

As vitaminas são divididas em dois grupos: as lipossolúveis e as hidrossolúveis. As lipossolúveis – A, K, E, D – são transportadas e dissolvem na gordura. São armazenadas no fígado e no tecido adiposo (gorduroso) para serem usadas quando necessário. Já as vitaminas C e do complexo B dissolvem em água e não são armazenadas no organismo. Por esse motivo sua ingestão diária é muito importante.

As principais vitaminas necessárias a uma gestação saudável são listadas aqui:

Vitamina A

Necessária a uma boa visão, torna também possível o crescimento de células e tecidos do corpo.

A ingestão diária deve ser de 5.000 unidades internacionais, para gestantes ou não. É um nutriente essencial, mas uma ingestão acima do recomendado pode ser perigosa. Doses excessivas da vitamina (10.000 unidades internacionais ou mais, obtidas de suplementos) podem causar defeitos no bebê.

A vitamina A é encontrada em alimentos de origem animal o vegetal. Os de origem animal contêm retinol, uma forma precursora da vitamina. Frutas e vegetais contêm carotenoides, substâncias que o organismo converte em vitamina A.

Como boas fontes, podem-se citar: batata-doce, cenoura, espinafre, leite (a maioria deles são fortificados) e fígado.

Vitamina D

Essa vitamina promove a absorção do cálcio dos alimentos e sua deposição nos ossos, deixando-os mais densos e fortes. A gestação não aumenta os requerimentos de vitamina D, que permanece em 200 unidades internacionais para mulheres abaixo de 50 anos de idade.

É uma das poucas vitaminas que o organismo pode produzir. Os raios solares iniciam o processo na pele, que é finalizado no fígado e rins. Como muitas mulheres não se expõem suficientemente ao sol para formar a vitamina no organismo, é importante adquirir esse nutriente dos alimentos. Felizmente, muitos alimentos são fortificados com essa vitamina, como leite, margarina e cereais matinais.

Vitaminas do complexo B

Como gestante, você precisa de maior quantidade de vitaminas do complexo B, porque elas estão envolvidas na obtenção e utilização da energia dos alimentos.

As vitaminas B1, B2, B3, B6 e B12 são explanadas no quadro abaixo. O ácido fólico, outra vitamina desse complexo, será discutido separadamente por sua essencial importância na gestação.

Vitamina	Função	Requerimento	Fontes
Tiamina (B1)	Obtenção de energia dos carboidratos	1,4 mg	Porco, grãos integrais, lentilha
Riboflavina (B2)	Ajuda na produção de energia e na utilização das proteínas	1,4 mg	Produtos lácteos, miúdos, grãos enriquecidos
Niacina (B3)	Ajuda no metabolismo em geral, particularmente na utilização de carboidratos e gorduras	18 mg	Carne, aves, alimentos do mar, nozes, grãos enriquecidos
Piridoxina (B6)	Ajuda na formação de proteínas usadas na composição celular	1,9 mg	Aves, peixes, porco, banana
Cianocobalamina (B12)	Ajuda a formar células sanguíneas e na utilização de gorduras e carboidratos	2,6 mcg	Maioria dos alimentos animais, leite fortificado de soja, cereais fortificados

Ácido fólico

O termo ácido fólico refere-se à vitamina obtida de suplementos ou alimentos fortificados. Quando se trata da vitamina presente nos alimentos naturais, o termo utilizado é o folato. Mas para efeitos práticos, os dois termos costumam ser usados sem distinção.

O ácido fólico contribui para uma divisão celular normal no organismo, e é vital na produção de células sanguíneas novas e saudáveis.

A deficiência dessa vitamina pode causar uma desordem sanguínea chamada anemia megaloblástica, onde células subdesenvolvidas tornam-se incapazes de transportar o oxigênio adequadamente. Na gestação, os prejuízos da deficiência são ainda piores: podem causar defeitos no tubo neural do bebê. Exemplos desses defeitos são spina bífida (fechamento incompleto da espinha), anencefalia (falta total ou parcial do cérebro), e encefalocele (uma hérnia do cérebro).

De acordo com uma pesquisa publicada no *Jounal of the American Medical Association*, em 1995, provavelmente metade de todos os casos de defeito no tubo neural poderiam ser prevenidos se mulheres em idade fértil consumissem o nutriente em quantidades adequadas.

Desde o início da gestação os requerimentos de ácido fólico aumentam. Muitas gestações não são planejadas, por isso existe a recomendação de se ingerir o ácido fólico antes da concepção, ou seja, como mencionado anteriormente, todas as mulheres em idade fértil devem consumir um suplemento da vitamina. Os obstetras geralmente recomendam o consumo de um suplemento contendo 5 mg de ácido fólico por dia.

É importante também que a dieta seja rica de alimentos fontes da vitamina.

Os alimentos mais ricos em folato são: lentilhas, espinafre, grão-de-bico, suco de laranja, vegetais folhosos, nozes e sementes.

Maus hábitos alimentares, abuso de álcool, tabagismo e o consumo de contraceptivos orais estão relacionados a baixos índices sanguíneos de ácido fólico.

Minerais

Como as vitaminas, os minerais são intermediários de vários processos no organismo: transportam oxigênio, regulam o batimento cardíaco, promovem dentes e ossos fortes, além de participarem de outros processos.

A seguir, serão abordados os minerais mais importantes durante a gestação:

Cálcio

Quase todo o cálcio do organismo é armazenado nos ossos. O bebê extrai o que ele necessita dos seus ossos, e a vitamina D ajuda nessa transferência. Para compensar essa retirada de cálcio, alguns hormônios aumentam a absorção do mineral dos alimentos e sua disposição nos ossos. De fato, gestantes podem absorver até o dobro de cálcio que outras mulheres.

Mesmo com um aumento na absorção, você precisa de uma boa ingestão dietética para satisfazer a demanda que a gravidez exige.

Gestantes precisam de 1.000 mg de cálcio ao dia. Para atingir esse requerimento, recomenda-se o consumo de ao menos três a quatro porções de laticínios ao dia, ou o equivalente em vegetais ricos no mineral.

A tabela mostra os principais alimentos ricos em cálcio:

Leite de vaca	1 copo de 200 mL	248 mg
Leite de soja	1 copo de 200 mL	80 mg
Suco de laranja	1 copo de 200 mL	36 mg
Iogurte natural	1 copo de 200 mL	240 mg
Sorvete de creme	1 bola	150 mg
Queijo provolone	1 fatia média	231 mg
Queijo minas	1 fatia média	171 mg
Feijão	1 concha	30 mg
Sardinha enlatada	3 unidades peq.	400 mg;
Ostras cruas	6 unidades	81 mg
Brócolos	4 colheres de sopa	200 mg
Couve	4 colheres de sopa	165 mg
Repolho	4 colheres de sopa	24 mg
Espinafre	4 colheres de sopa	48 mg
Manjuba crua	1 porção de 100 g	279 mg
Sementes de gergelim	100 g	417 mg

Se você apresenta gases, flatulência ou diarreia depois de consumir laticínios, você pode ter algum grau de intolerância à lactose. Isso significa que o açúcar do leite (a lactose) não é digerido adequadamente em seu organismo pela deficiência da enzima responsável por sua digestão: a lactase. Nesses casos, é possível consumir laticínios modificados, com menor teor de lactose.

De todo modo, a intolerância à lactose muitas vezes é dose-dependente, ou seja, os sintomas só se manifestam com o excesso de consumo. Frequentemente, o simples fato de consumir porções reduzidas ou misturadas com outros alimentos alivia os sintomas.

Eis algumas dicas:

- Tome leite com outros alimentos; por exemplo: leite com cereal ou com um sanduíche de peito de peru;
- Opte por laticínios reduzidos em lactose: queijo suíço, parmesão, iogurte;
- Diminua as porções e aumente a frequência de consumo de laticínios;
- Se o ganho de peso está adequado, escolha laticínios integrais ou mais ricos em gordura. A gordura melhora a tolerância à lactose.

Se mesmo assim, você não conseguir obter a quantidade suficiente de cálcio em sua dieta, uma boa solução pode ser o uso de suplementos. Mas, antes consulte seu médico e seu nutricionista, para determinar o tipo e a quantidade de suplemento a ser ingerido.

Ferro

Suas necessidades de ferro dobram na gestação para 30 mg ao dia, uma quantidade que pode ser atingida com uma dieta balanceada. No entanto, algumas mulheres iniciam a gestação com poucas reservas de ferro devido à perda menstrual, associada a dietas desbalanceadas. Quando a necessidade de ferro do bebê aumenta, no início do segundo trimestre, muitas grávidas desenvolvem anemia ferropriva, sendo indispensável que recebam ferro em doses de 30 a 60 mg por dia, suplementação que deve ser continuada após o parto, para recompor as reservas maternas, até o término da lactação ou por dois a três meses nas não lactantes. Mesmo ingerindo suplementos, sua alimentação deve ser rica no mineral para garantir uma absorção suficiente.

Há dois tipos de ferro, classificados de acordo com a facilidade com que são aproveitados pelo organismo. O ferro heme, presente nos alimentos de origem animal, vem associado à hemoglobina, e por isso é melhor absorvido pelo organismo (cerca de 25%). Já o do tipo não heme, encontrado nos vegetais, tem apenas 3% de aproveitamento. O consumo de vitamina C junto à refeição aumenta a absorção desse tipo de ferro. Substâncias encontradas no café e no chá diminuem a absorção do ferro não heme. Por isso, é melhor toma-los entre as refeições, e não durante ou logo após.

Observe as seguintes orientações para aumentar a absorção de ferro:

- Consuma alimentos ricos em vitamina C associados a vegetais ricos em ferro, por exemplo: suco de laranja, tomate, limão, caju e acerola junto com grãos integrais, legumes e cereais fortificados;

- Combine alimentos ricos em ferro heme com os ricos em ferro não heme; por exemplo: carne com feijão;

- Evite café ou chá durante as refeições; espere pelo menos duas horas para consumi-los, mesmo que descafeinados.

Sódio

O sódio é necessário para a contração muscular e a condução nervosa. Mas ele também retém água, o que é crítico na manutenção da pressão arterial, principalmente durante a gestação.

É componente da maioria dos alimentos, onde ocorre naturalmente ou é adicionado. A maioria do sódio que consumimos provém de alimentos preparados ou processados, como lanches, enlatados ou alimentos prontos.

O mínimo necessário durante a gestação é de 570 mg ao dia, quantidade quase sempre excedida pela maioria das gestantes.

Suplementação vitamínica e mineral

Sem dúvida, a boa nutrição é baseada em uma dieta balanceada, e não em suplementos. Se você consome uma grande variedade de alimentos, a maioria dos nutrientes necessários à gestação serão ingeridos. Mas se você não tem uma alimentação balanceada, evita certos grupos alimentares, algumas deficiências nutricionais poderão afetar a saúde de seu bebê, e você poderá precisar de suplementos.

Um suplemento contendo pelo menos 5 mg de ácido fólico é indicado no primeiro trimestre para evitar defeitos no tubo neural.

Normalmente prescreve-se um suplemento multivitamínico e mineral no segundo trimestre da gestação, quando os requerimentos nutricionais aumentam e pode haver dificuldade para atingi-los. Esteja ciente de que esses suplementos podem causar efeitos indesejáveis, como náuseas, principalmente se forem ingeridos de estômago vazio. Tente ingeri-los sempre junto a uma refeição.

Os suplementos de ômega 3 são largamente consumidos pela população, e estudos recentes apontam benefícios se consumidos durante a gestação, como aumento do peso do bebê, prolongamento da gravidez, controle do aumento da pressão arterial da gestante e melhor desenvolvimento cognitivo, motor e sensorial do bebê. Por outro lado, algumas pesquisas indicam que o excesso no consumo desse suplemento pode causar prejuízos à gestante e ao bebê. Por esse motivo, converse com seu médico.

Se você consome suplementos adicionais de cálcio, tome-os junto com a comida e evite os enriquecidos com vitamina D, pois o excesso dela pode ser prejudicial ao feto. Se você toma suplementos adicionais de cálcio e de ferro, consuma-os em diferentes períodos do dia para que sejam melhor absorvidos.

Importante: Nunca consuma suplementos sem a prescrição de seu médico para evitar toxicidade e efeitos indesejáveis em seu bebê.

Líquidos

A água diminui e regula a temperatura do organismo, transporta nutrientes e produtos a serem excretados, lubrifica o trato digestivo e tecidos, envolve e protege o feto.

As necessidades de líquidos aumentam durante a gestação, para pelo menos dois litros por dia. A água constitui a fonte de líquidos mais desejáveis, porque é rapidamente absorvida no organismo. Leite, suco e líquidos descafeinados também são satisfatórios por conterem água, assim como certos alimentos (vegetais e frutas).

Embora a toxicidade da cafeína não tenha ainda sido estabelecida para os fetos em humanos, sabe-se que ela atravessa a placenta e, por isso, pode ser prejudicial para o feto em desenvolvimento. Aconselha-se às gestantes evitarem a cafeína ou a usá-la moderadamente até a conclusão de novos estudos. O café, os chás mate e preto, o cacau e as bebidas à base de cola contém cafeína. Mesmo sem a evidência de sua toxicidade, um de seus efeitos é claro: ela faz com que o organismo perca água, o que pode levar à desidratação. Um limite razoável de restrição de cafeína é de 300 mg ao dia. Veja seu conteúdo em alguns alimentos:

Café caseiro (em 240 mL)	60 a 180 mg
Café instantâneo (em 240 mL)	30 a 120 mg
Café expresso (em 60 mL)	40 a 170 mg
Chá caseiro (em 240 mL)	20 a 110 mg
Chá instantâneo (em 240 mL)	24 a 31 mg
Achocolatado (em 240 mL)	3 a 32 mg
Refrigerantes (em 240 mL)	20 a 40 mg

Demonstrou-se que o consumo de álcool durante a gestação está associado a um padrão alterado de crescimento e desenvolvimento em filhos de mães que bebem, sendo classificado como a "síndrome alcoólica fetal". O álcool atravessa a placenta e entra na corrente sanguínea fetal na mesma concentração que no sangue materno. Contudo, o feto é desprovido da enzima álcool-desidrogenase, que metaboliza o álcool no organismo. Desse modo, os efeitos prejudiciais do mesmo têm um período de atividade muito mais longo no feto que no adulto, podendo também causar abortos ou baixo peso ao nascer, o que leva o bebê ao risco de dificuldades de desenvolvimento. Visto que não foi estabelecido um nível seguro de ingestão de álcool, as mulheres devem ser estimuladas a abster-se durante toda a gravidez.

1.5 GUIA ALIMENTAR DIÁRIO PARA GESTANTES

A seguinte tabela pode ser utilizada para selecionar alimentos que proporcionem uma nutrição adequada para a gestante. Em adição aos alimentos listados podem ser usadas quantidades moderadas de gorduras, óleos e doces para adicionar sabor aos alimentos e atingir o valor calórico adequado. O sal deve ser usado com moderação.

Capítulo 1 – Alimentação na Gestação

Alimento	Nº mínimo de porções ao dia	Tamanho das porções
Leite e derivados	3	1 copo de leite ou iogurte ou 50 g de queijo natural ou 60 g de queijo processado
Carnes e equivalentes	3	60 a 90 g de carne cozida ou 2 a 3 ovos ou 2 a 2 e ½ xícaras de leguminosas ou 2/3 a 1 xícara de frutas oleaginosas ou 2/3 a 1 xícara de tofu
Cereais e equivalentes	9	1 fatia de pão de forma ou ½ pão francês, de hambúrguer ou de forma ou ½ xícara de cereal cozido ou massa ou 30 g de cereal integral ou 3 biscoitos ou 2 torradas médias ou 3 colheres de sopa de aveia, germe de trigo ou farelo
Vegetais	4	1 xícara de vegetal cru ou ½ xícara de vegetal cozido ou ¾ de xícara de suco de vegetal
Frutas	3	1 pedaço médio de fruta crua ou ½ xícara de fruta cozida ou ¾ de xícara de suco de fruta ou ½ xícara de fruta seca

1.6 EXEMPLO DE CARDÁPIO

Desjejum	1 copo de leite com achocolatado
	6 biscoitos
	1 fruta
Lanche	½ xícara de cereal integral
	½ copo de leite
Almoço	1 prato de sobremesa de vegetais crus temperada com azeite, vinagre e sal
	½ xícara de vegetais refogados
	1 e ½ xícaras de arroz
	1 concha de feijão
	1 bife médio de carne de boi acebolado
	1 fruta

Lanche	1 copo de suco de fruta
	1 pão francês
	2 fatias de muçarela
	2 fatias de presunto magro
	1 colher de sobremesa de margarina
Jantar	1 prato de sobremesa de vegetais crus
	1 e ½ xícara de macarrão com molho de tomate
	1 xícara de ervilhas
	1 coxa e sobrecoxa de frango ensopado
	1 fruta
Ceia	½ copo de leite
	1 fatia de pão de forma
	1 fatia média de queijo branco

1.7 ALGUNS INCONVENIENTES NA GESTAÇÃO

Não é nada bom sentir enjoos, náuseas, ter hemorroidas ou inchaço. Mas considerando todas as mudanças que ocorrem no organismo durante a gestação, os problemas que podem aparecer são muito pequenos. A seguir, são citadas maneiras de aliviar alguns dos sintomas mais comuns:

Náuseas e vômitos

As náuseas são tão frequentes que até simbolizam a gravidez. Em alguns casos, são acompanhadas por vômitos, ambos em geral terminando no terceiro mês de gestação.

- Fazer pequenas e frequentes refeições;

- Comer carboidratos fáceis de serem digeridos, como massas simples, biscoitos tipo *crackers*, batatas, arroz, frutas e vegetais;
- Evitar alimentos apimentados e condimentados;
- Limitar frituras e alimentos ricos em gorduras;
- Fazer um pequeno lanche antes de se deitar, com biscoitos ou cereal com leite;
- Antes de levantar da cama, comer biscoitos, cereais integrais ou torradas, para iniciar o processo digestivo e controlar o ácido do estômago;
- Levantar-se vagarosamente;
- Ingerir bebidas nos intervalos, e não durante as refeições;
- Procurar o médico se vomitar mais de duas vezes ao dia.

Constipação

É frequente, costumando agravar quando preexistente.

- Tomar pelo menos oito copos de líquidos ao dia (água, suco, leite ou chá descafeinado);
- Ingerir alimentos ricos em fibras: aveia, grãos integrais, cereais integrais, frutas, vegetais e leguminosas;

- Fazer alguma atividade física: a caminhada é um ótimo exercício durante a gravidez;
- Tomar suco de ameixa ou ingerir ameixas ou figos: eles contêm laxativos naturais;
- Não tomar laxantes sem prescrição médica.

Hemorroidas

São agravadas na presença da constipação.

- Evitar a constipação;
- Tomar muito líquido;
- Comer alimentos ricos em fibras
- Procurar o médico.

Queimação/azia

- Comer pequenas refeições a cada poucas horas;
- Evitar alimentos muito temperados ou condimentados;
- Fazer uma caminhada leve após as refeições para melhorar a digestão;
- Não deitar após comer;
- Não se curvar muito ou praticar exercícios vigorosos;

- Dormir com a cabeceira levantada;
- Não tomar antiácidos sem prescrição médica.

Inchaço

- Tomar maior quantidade de líquidos;
- Praticar alguma atividade física (caminhada);
- Consumir maior quantidade de verduras, legumes, frutas e cereais integrais ricos em fibras;
- Evitar alimentos industrializados;
- Evitar o uso de sal na mesa e diminuir nas preparações;
- Colocar os pés para cima quando sentar;
- Dormir deitada de lado, com o lado esquerdo do corpo voltado para a cama;
- Usar sapatos largos.

Aversões alimentares

- Não se preocupar demasiadamente, a não ser que haja aversão a todo um grupo alimentar;
- Se possível, deixar que outra pessoa prepare a comida e ficar longe da cozinha;
- Tentar ingerir alimentos frios ou em temperatura ambiente;

Capítulo 1 – Alimentação na Gestação

- Procurar orientação de nutricionista se a aversão alimentar persistir e se muitos alimentos deixarem de ser consumidos.

1. 8 CONDIÇÕES ESPECIAIS NA GESTAÇÃO

A adolescente gestante

A gravidez é especialmente estressante para as adolescentes por causa dos problemas sociais e de saúde usualmente associados a essa condição. As dificuldades são ainda maiores nos casos de problemas psicológicos, educacionais e nutricionais.

Gestantes adolescentes são consideradas um grupo de risco, pela maior incidência de complicações, como eclâmpsia, anemia, parto prematuro e bebês de baixo peso ao nascer. Além disso, a mortalidade materna e infantil é maior em se tratando de adolescentes grávidas.

Os requerimentos nutricionais aumentados para o feto em crescimento somam-se às necessidades da adolescente ao seu contínuo desenvolvimento. Se as necessidades totais não são supridas, o crescimento fetal será afetado, assim como o desenvolvimento da jovem será mais lento.

São poucas as pesquisas existentes sobre as necessidades nutricionais da adolescente grávida.

Podemos fazer uma estimativa dessas necessidades, somando os requerimentos nutricionais para o completo desenvolvimento orgânico da jovem às quantidades recomendadas para gestantes adultas, que são de cerca de 300 calorias, acompanhando-se do aumento correspondente de vitaminas, minerais e proteínas.

Gestantes acima de 40 anos de idade

Apesar de que, a maioria das grávidas com mais de 40 anos têm gestações normais e bebês saudáveis, há um maior risco de complicações conforme a idade avança.

Uma das maiores preocupações para mães mais velhas é o risco de ter bebês com anormalidades cromossômicas. A mais comum é a Síndrome de Down, uma condição de retardamento mental e defeitos no coração ou outros órgãos.

Diabetes e hipertensão arterial são mais comuns em gestantes acima de 40 anos.

As chances de se ter gêmeos ou trigêmeos também aumentam, mesmo sem tratamento de infertilidade, e a probabilidade de um parto por cesariana é 40% maior do que em mulheres mais novas.

Eis algumas sugestões para minimizar riscos em uma gestação tardia:

- Controle problemas de saúde como diabetes ou hipertensão arterial;
- Emagreça antes de engravidar se você estiver acima do peso. Mulheres que estão acima do peso quando engravidam são mais suscetíveis a problemas durante a gestação;
- Consuma suplementos de ácido fólico antes de engravidar para prevenir defeitos no tubo neural. Consulte seu médico a esse respeito.

Apesar dos riscos de complicações serem maiores na gestação tardia, existe uma compensação. Como uma futura mãe mais velha, você será mais madura, realista e dedicada à ideia de ser mãe do que uma mulher de 20 anos de idade. Você estará também melhor preparada para as mudanças que sua vida sofrerá e para dar carinho e atenção ao seu bebê.

A gestante obesa

Um estudo publicado em 1998, no *New England Journal of Medicine* concluiu que mulheres que eram obesas antes de engravidarem tinham gestações de maior risco. Reportou que a primeira gestação de mulheres obesas estava associada a um aumento no risco de bebês natimortos, risco esse quatro vezes maior do que em mulheres magras. O estudo define como obesa a mulher que apresenta índice de massa corporal maior do que 30 (IMC = peso dividido pela altura em metros ao quadrado).

Pesquisadores também concluíram que partos muito prematuros (de menos de 32 semanas de gestação) eram mais frequentes em obesas na primeira gestação.

Além dos riscos para o feto, mulheres obesas são mais propícias a desenvolver problemas relacionados à gravidez, como hipertensão, diabetes e pré-eclampsia. Complicações no parto também são mais comuns, como: tempo prolongado de trabalho de parto, parto difícil e maior necessidade de cesariana.

O ideal então é tentar perder peso antes de engravidar. Mas esse emagrecimento deve começar um ano antes do início da gestação, para que seja gradativo e não cause riscos nutricionais para a mulher. Não é indicada a perda de peso no início da gestação, quando o risco de privação nutricional para o feto é maior em relação ao peso da mãe.

Vegetarianismo

Se você é vegetariana, mas inclui laticínios e ovos em uma dieta balanceada, não haverá problemas nutricionais durante a gestação. Mas se for uma vegetariana estrita, que exclui todos os produtos animais de sua alimentação, você precisará estar mais vigilante, e talvez até ingerir suplementos para ter uma gestação saudável.

Proteínas

Como a proteína é encontrada em alimentos de origem animal e vegetal, mesmo as vegetarianas mais radicais poderão obter o nutriente ingerindo uma variedade de grãos integrais, leguminosas, cereais e legumes.

Cálcio e vitamina D

O cálcio dos laticínios é particularmente bem absorvido pelo organismo. O leite também contém a vitamina D, que melhora a absorção do cálcio e sua deposição nos ossos. Mas se você não ingere laticínios, concentre-se em incluir vegetais ricos em cálcio em sua dieta. Utilize o quadro do capítulo Nutrientes na Gestação para se certificar se é possível atingir a recomendação de 1.000 mg de cálcio por dia.

Algumas vegetarianas radicais podem precisar de vitamina D se a exposição ao sol não for adequada.

Ferro

É difícil atingir as necessidades de ferro se você não inclui produtos animais, principalmente carne na dieta. É provável que haja a necessidade de suplementação. De todo modo, inclua em sua alimentação vegetais ricos em ferro e alimentos fortificados, consumindo-os associados a alimentos ricos em vitamina C.

Vitamina B12

Como a vitamina B12 é encontrada primariamente em alimentos de origem animal, é necessária a suplementação da vitamina.

Zinco

O zinco é encontrado em muitos alimentos de origem animal, como laticínios, carne e ovos, e é necessário para o crescimento e reparo celular, assim como produção de energia. Esforce-se então para ingerir alimentos de origem vegetal que contenham o mineral, como grãos integrais, flocos de aveia, germe de trigo, legumes, ervilhas, tofu (queijo de soja), sementes e nozes.

Diabetes

Diabetes preexistente

Se você é diabética, é interessante consultar seu médico antes mesmo de engravidar para avaliar como a gestação pode influenciar seu diabetes e vice-versa.

Durante a gestação monitore frequentemente suas taxas de glicose sanguínea, pois pode haver mudanças na maneira de seu organismo processar o açúcar e você poderá precisar mudar suas doses de insulina. Não se preocupe com a insulina, pois ela não afeta o bebê. Com a dose exata, não há razões para que a gestação se torne complicada ou de risco. Mas se a quantidade de insulina for insuficiente, seu organismo e seu bebê podem ser afetados. Particularmente, o bebê pode crescer demais e ocasionar a necessidade de parto por cesariana. Você provavelmente precisará de mais visitas ao médico, para evitar riscos de hipertensão arterial, pré-eclampsia e excesso de produção de líquido amniótico.

Diabetes gestacional

A gestação gera mais trabalho ao pâncreas, que produz insulina para manter os níveis de glicose sanguínea normais. Se o pâncreas não suportar a maior demanda, sua concentração de glicose no sangue elevar-se-á, ocasionando o Diabetes Gestacional. Os níveis sanguíneos de glicose mais altos na mãe proporcionam uma maior oferta de glicose ao bebê, que por sua vez aumenta de peso.

Esse tipo de diabetes não é uma doença, o sim uma mudança temporária que ocorre durante a gestação e normalmente desaparece algumas horas após o parto.

O Diabetes Gestacional ocorre usualmente no final da gestação, é mais comum em mulheres acima do peso com história familiar da doença e pode aumentar o risco de hipertensão arterial se não tratada adequadamente.

Para prevenir as complicações, é necessário manter a glicose sanguínea em níveis normais, através de uma alimentação balanceada e bem fracionada, prescrita individualmente por um nutricionista, além de seguir as recomendações médicas. É importante alimentar-se a cada três horas, e na hora de ingerir alimentos ricos em carboidratos, preferir os que contém uma maior quantidade de fibras e uma menor carga glicêmica, como os cereais e grãos integrais, não esquecendo de alimentar-se com boas porções de vegetais crus, principalmente os de folha, frutas com casca ou bagaço e leguminosas.

Alguns alimentos, por serem ricos em fibras solúveis, podem ajudar a evitar o aumento da glicemia. A inclusão deles no cardápio diário das gestantes diabéticas pode ser favorável à evolução da gestação, mas não substitui o acompanhamento médico e nutricional. São eles:

- Batata yacon: auxilia no controle da glicemia, por ser rica em inulina, fibra solúvel que auxilia o controle glicêmico;

- Levedo de cerveja: rico em cromo e vitaminas do complexo B, que auxiliam na regulação da glicemia;

- Farinha da casca de maracujá: também contém fibras solúveis que auxiliam na eliminação do excesso de glicose;

- Outras fibras solúveis: pectina, polifenóis solúveis, gomas e mucilagens, presentes nas frutas cítricas, maçã, abacate, legumes, cevada, aveia, quinhoa e centeio;

- Peixes de águas frias e profundas (cavala, arenque, salmão, atum, truta) são ricos em ômega 3, nutriente relacionado ao aumento da sensibilidade da insulina.

Hipertensão arterial

A hipertensão como uma doença aguda relacionada exclusivamente à gestação é conhecida como hipertensão induzida pela gestação. Antigamente utilizava-se o termo toxemia. Essa condição inclui diversos tipos de desordens, como aumento da pressão arterial, pré-eclâmpsia (hipertensão, presença de proteínas na urina e edema), e eclâmpsia (hipertensão associada a convulsões). É associada com alterações na função renal, que podem causar retenção de líquidos.

O aumento da pressão arterial por si só já pode causar complicações à gestação.

Para reduzir as chances de complicações, a gestante deve seguir uma dieta balanceada e a ingestão de sódio deve ser limitada, pelo controle do sal adicionado aos alimentos e do consumo de alimentos industrializados. A dieta deve conter pelo menos três porções de laticínios desnatados, três a quatro de frutas três a quatro de vegetais por dia, além de pelo menos uma porção diária de leguminosas. O uso de medicamentos depende de prescrição médica.

Anemia ferropriva

A anemia ferropriva é o tipo de anemia mais comum durante a gestação. A necessidade de ferro aumenta no segundo trimestre e gestantes com pouca reserva de ferro ou baixa ingestão alimentar do mineral não conseguem produzir quantidade suficiente de hemoglobina, que transporta o oxigênio no sangue. O bebê normalmente não é afetado pela anemia ferropriva, mas os efeitos na mãe podem ser sérios.

Gestantes com anemia ferropriva devem receber 60 a 120 mg de ferro elementar e um suplemento contendo zinco e cobre, segundo orientação médica. Devem incluir no cardápio pelo menos duas porções de carnes ou equivalentes ao dia (carne de boi, de ave, peixe ou ovos), além de pelo menos uma porção de leguminosas ao dia, que assim como os vegetais verde-escuros, que devem ser ingeridos junto com alimento fonte de vitamina C.

1.9 A SEGURANÇA NO CONSUMO E SELEÇÃO DOS ALIMENTOS

Consumir alimentos de procedência segura é sempre importante, mas durante a gestação é primordial. Para gestantes, as intoxicações alimentares são graves porque os vômitos frequentes e a diarreia podem resultar em desidratação, perda de nutrientes e desbalanço hídrico.

Para evitar esse tipo de problema, siga sempre essas regras:

- Lave suas mãos com sabão e água quente por pelo menos 20 segundos antes de manusear alimentos e entre preparações que envolvam carnes cruas;
- Lave bem frutas e vegetais antes de cozinhar ou comer e despreze folhas soltas;
- Não deixe alimentos cozidos contendo carne, frango peixe, ovos ou laticínios em temperatura ambiente por mais de duas horas;

- Não consuma carne, frango, alimentos do mar ou ovos crus, e ainda evite queijos macios, como *brie* ou *camembert*;
- Não consuma leite ou sucos industrializados não pasteurizados;
- Lave bem todas as superfícies e utensílios que entrem em contato com carne, peixe ou frango crus;
- Renove frequentemente esponjas e panos de prato;
- Quando tiver dúvida, jogue fora alimentos suspeitos de contaminação. E não confie somente no cheiro e aparência, algumas bactérias nocivas podem não interferir neles;
- Nunca compre ovos, carnes, aves ou alimentos do mar que não estejam devidamente refrigerados;
- Não descongele a comida em temperatura ambiente, utilize a geladeira para isso;
- Certifique-se que sua geladeira está com boa regulação de temperatura.

Capítulo 2

Alimentação na Lactação

2.1 INTRODUÇÃO

O processo de lactação é dispendioso nutricionalmente, sobretudo para a mulher que amamenta por vários meses.

A dieta da mãe lactante deve prover nutrientes necessários para a produção de leite e para a manutenção do estado nutricional da mãe. Na gravidez há um depósito de 2 a 4 kg de gordura corporal, que podem ser mobilizados durante o aleitamento para suprir uma energia adicional para a lactação, mas como a necessidade nutricional da mãe que amamenta é maior, há a necessidade de uma dieta nutricionalmente equilibrada.

Recomenda-se para a mulher que amamenta a ingestão adicional de aproximadamente 500 cal em relação à mulher que não amamenta.

2.2 PERDA DE PESO

Para muitas mulheres a habitual lentidão de perda de peso após o parto pode não satisfazer seus desejos de uma volta imediata ao peso corporal pré-gravídico. Por esse motivo, algumas tendem a seguir dietas hipocalóricas. É importante reconhecer, entretanto, que restrições moderadas a acentuadas de ingestão alimentar durante a lactação comprometerão a capacidade da mulher para sintetizar o leite. A mãe deve se conscientizar e aceitar uma perda de peso gradativa nos primeiros seis meses após o parto; caso contrário, o êxito da lactação pode ser limitado e a criança pode sofrer um suprimento insuficiente de leite para satisfazer suas necessidades.

Amamentando ou não, você deve esperar pelo menos seis semanas após o nascimento de seu bebê para iniciar uma pequena restrição calórica e atividade física. Você precisará de energia para se recuperar do parto, lidar com as necessidades do bebê, cuidar de sua casa e possivelmente voltar ao trabalho.

Após o primeiro mês depois do parto, é esperada uma perda de peso gradual de 0,5 a 1 kg por mês. As mães que perdem peso muito rapidamente ou que atingem um peso muito abaixo de seu ideal durante a amamentação podem ter uma redução do volume do leite produzido.

A amamentação não faz com que você recupere imediatamente seu peso anterior, mas ajuda bastante. A produção do leite requer cerca de 800 calorias diariamente, e a gordura armazenada durante a gestação normalmente provê apenas 300 dessas calorias. Assim, você precisará de 500 calorias extras para obter energia necessária para amamentar. São cerca de 200 a 300 calorias a mais do que na gestação.

2.3 NECESSIDADES NUTRICIONAIS

São necessárias em média 2.700 calorias ao dia para manter a produção do leite e proporcionar uma perda de 0,5 a 1 kg por mês. Esse valor calórico deve ser ajustado individualmente conforme a produção de leite e taxa de perda de peso, mas não deve ser inferior a 1800 calorias ao dia. Pode ser necessária uma ingestão calórica adicional nos casos de: lactantes adolescentes, mães que amamentam mais de um bebê, mães abaixo do peso ideal, e mulheres que ficam grávidas no período da amamentação.

Os requerimentos de proteínas são de 65 g ao dia nos primeiros seis meses e 62 g ao dia no próximo semestre para repor a utilização de proteínas no leite. Mães que amamentam mais de uma criança necessitam de maiores quantidades.

As recomendações de ingestão de cálcio são de 1.200 mg ao dia para repor o mineral utilizado na produção do leite.

A suplementação nutricional estabelecida durante a gestação deve ser continuada.

Se você não amamenta, vai precisar mesmo assim de uma alimentação balanceada para repor seus estoques corporais. Para uma perda gradual de peso, recomenda-se a ingestão cerca de 1.800 calorias ao dia.

2.4 GUIA ALIMENTAR DIÁRIO PARA LACTANTES

A seguinte tabela pode ser utilizada para selecionar alimentos que proporcionem uma nutrição adequada para a mãe que amamenta. Em adição aos alimentos listados podem ser usadas quantidades moderadas de gorduras, óleos e doces para adicionar sabor aos alimentos e atingir o valor calórico adequado. O sal deve ser usado com moderação.

Alimento	Nº mínimo de porções ao dia	Tamanho das porções
Leite e derivados	3	1 copo de leite ou iogurte ou 50 g de queijo natural ou 60 g de queijo processado
Carnes e equivalentes	3	60 a 90 g de carne cozida ou 2 a 3 ovos ou 2 a 2 e ½ xícaras de leguminosas ou 2/3 a 1 xícara de frutas oleaginosas ou 2/3 a 1 xícara de tofu
Cereais e equivalentes	10	1 fatia de pão de forma ou ½ pão francês, de hambúrguer ou de forma ou ½ xícara de cereal cozido ou massa ou 30 g de cereal integral ou 3 biscoitos ou 2 torradas médias ou 3 colheres de sopa de aveia, germe de trigo ou farelo
Vegetais	4	1 xícara de vegetal cru ou ½ xícara de vegetal cozido ou ¾ de xícara de suco de vegetal
Frutas	4	1 pedaço médio de fruta crua ou ½ xícara de fruta cozida ou ¾ de xícara de suco de fruta ou ½ xícara de fruta seca

2.5 EXEMPLO DE CARDÁPIO

Desjejum	1 copo de iogurte
	2 fatias de pão de forma
	2 colheres de sopa de requeijão
	1 fruta
Lanche	3 biscoitos
	½ copo de leite
Almoço	1 prato de sobremesa de vegetais crus temperados com azeite, vinagre e sal
	½ xícara de vegetais refogados
	2 xícaras de arroz
	1 concha de lentilha
	1 bife médio de filé mignon com molho de champignon
	1 fruta
Lanche	1 xícara de cereal integral
	1 copo de leite
	1 fruta
Jantar	1 prato de sobremesa de vegetais crus
	2 xícaras de macarrão com brócolis
	1 xícara de grão-de-bico
	1 filé de peixe grande assado
	1 fruta
Ceia	½ copo de leite
	1 pão francês
	1 fatia média de muçarela
	1 fatia de peito de chester
	1 colher de sobremesa de margarina

2.6 CONSIDERAÇÕES ESPECIAIS

Adolescência

As adolescentes podem amamentar seus filhos perfeitamente sem comprometer sua saúde, desde que consigam ingerir a quantidade de nutrientes, necessária ao seu crescimento e à produção de leite. Para isso, devem ingerir a quantidade energética indicada para seu desenvolvimento, ilustrada abaixo, somando a ela pelo menos 500 calorias adicionais para a produção do leite materno.

- 11 a 14 anos: 14 cal/cm de altura
- 15 a 18 anos: 13,5 cal/cm de altura

Esse cálculo leva em consideração que a adolescente teve uma alimentação balanceada durante a gestação.

Obesidade

Mães obesas devem controlar sua ingestão energética reduzindo o consumo de alimentos ricos e gorduras e calorias e pobre em outros nutrientes, mas sua dieta deve proporcionar não menos que 1800 calorias ao dia, para não haver comprometimento da produção do leite materno.

Álcool

O álcool ingerido pela mãe passa para o bebê através do leite materno, em uma concentração similar à da corrente sanguínea da mãe. Como o bebê está em um estágio de desenvolvimento no qual o álcool pode causar problemas, o melhor é abster-se durante a amamentação. O álcool pode também interferir na capacidade da mãe em amamentar, reduzindo a secreção do leite.

Cafeína

A cafeína ingerida pela mãe também passa para o leite. Alguns estudos sugerem que ela pode reduzir o conteúdo de ferro do leite materno. O excesso pode deixar o bebê irritado e sem sono. Convém limitar o consumo a duas xícaras de bebida que contém cafeína por dia. Produtos descafeinados constituem boas alternativas.

Substitutos do açúcar

Há poucas informações disponíveis sobre a segurança dos adoçantes para lactantes e seus bebês. Por esse motivo, seu deve ser discutido com seu médico.

Influência dos alimentos no leite

Ocasionalmente, os bebês podem parecer sensíveis a determinados alimentos que compõe a dieta da mãe. Alguns alimentos, como cebola, brócolis, alho, feijões, aspargos, cominho, podem alterar o sabor e o odor do leite materno. Entretanto, não há necessidade de eliminar esses alimentos de sua dieta. Muitas vezes você pode suspeitar de uma reação a um alimento específico, quando de fato o bebê está reagindo a outros estímulos externos. Além disso, essa exposição a sabores e odores diferentes através do leite materno pode oferecer ao bebê a oportunidade de ter o primeiro contato com os hábitos alimentares de sua família.

Os recém-nascidos sentem cólicas porque seu sistema digestivo ainda está em desenvolvimento. Por isso, não deixe de consumir alimentos específicos para minimizar esses efeitos.

Líquidos

Uma ingestão insuficiente de líquidos durante a amamentação pode reduzir de forma significativa o volume de leite materno produzido. Normalmente, recomenda-se beber líquidos enquanto está amamentando, para repor a perda hídrica, e adicionalmente para satisfazer a sede, em uma quantidade total ideal de no mínimo três litros ao dia. Se você não tem muita sede, beba até que sua urina fique clara (um amarelo pálido).

Capítulo 3

Alimentação do Bebê

3.1 ALEITAMENTO MATERNO

Os padrões alimentares dos bebês são diferentes dos adultos. Para seu tamanho, eles requerem mais calorias e precisam de alimentos de tipos, texturas e porções diferentes para a manutenção da boa saúde, crescimento e desenvolvimento adequados.

Durante o primeiro ano, a taxa de crescimento é mais rápida do que em qualquer outra etapa da vida. Entretanto, os sistemas orgânicos não estão totalmente desenvolvidos e, como resultado, a capacidade para digestão, aproveitamento e excreção de nutrientes também não é plena. A nutrição nesse estágio precisa estar adequada às necessidades de proteína, energia, minerais, vitaminas e outros nutrientes específicos, de acordo com a imaturidade fisiológica dos órgãos. A dieta do bebê não pode exceder seus requerimentos, nem sobrecarregar sua capacidade digestiva ou excretora.

O melhor tipo de alimentação é o aleitamento materno exclusivo para os primeiros seis meses de vida, seguido da introdução de alimentos sólidos e líquidos apropriados para a idade, com a continuação do aleitamento.

Muitos dos benefícios, já conhecidos da amamentação materna, são substancialmente maiores quando essa forma de alimentação é exclusiva pelo menos até o sexto mês.

A amamentação provém alimentos adequados para a manutenção da saúde, crescimento e desenvolvimento dos bebês, enquanto ao mesmo tempo beneficia a mãe lactante. O leite humano é considerado o alimento ideal para o primeiro ano de vida, incluindo casos de bebês prematuros ou doentes, exceto em poucos casos de contaminações específicas e doenças maternas, a serem discutidos posteriormente.

As vantagens do aleitamento materno são realmente indiscutíveis e incluem benefícios nutricionais, imunológicos e fisiológicos tanto para o bebê quanto para a mãe, assim como também benefícios econômicos.

- Benefícios psicológicos: estabelecendo uma ligação mais íntima entre a mãe e o bebê, a amamentação satisfaz de modo mais amplo às necessidades emocionais de ambos e oferece ao bebê a maior garantia de um equilíbrio interno em uma época de importância decisiva para a formação da personalidade, como é o primeiro ano de vida. O aleitamento confere segurança emocional e estreita o vínculo e a afetividade entre mãe e filho. A composição única do leite materno, principalmente no que diz respeito às gorduras, desempenha importante função no desenvolvimento neuropsicológico. Além disso, alguns estudos mostraram melhores resultados em testes de inteligência em crianças amamentadas ao seio. E o aumento no desenvolvimento cognitivo foi proporcional à duração do aleitamento durante a infância.

- Benefícios nutricionais: o leite humano proporciona nutrição ótima aos bebês por sua composição adequada e o balanço apropriado de nutrientes de fácil digestão e aproveitamento. O conteúdo relativamente baixo de proteínas é adequado e tem fácil digestão, o que não sobrecarrega o sistema renal, ainda imaturo. As gorduras são de absorção fácil, graças à sua composição. O leite humano é uma ótima fonte de colesterol; isso parece ser benéfico para o prematuro que precisa de fonte externa de colesterol, bem como, para todos os demais lactentes para o desenvolvimento normal dos mecanismos de controle do colesterol, que serão necessários na idade adulta. O elevado conteúdo de ácidos graxos poli-insaturados assegura o bom desenvolvimento do sistema nervoso central. Dos carboidratos do leite materno, a lactose representa aproximadamente 90%. O restante é formado por glicoproteínas, que desempenham importante papel na produção de ácidos que inibem o crescimento de bactérias intestinais nocivas. Por ter quantidade relativamente baixa de sódio, é possível atingir os requerimentos de líquidos da criança com aleitamento exclusivo. Os minerais são balanceados de forma a melhorar a absorção, e proporcionam boa provisão de ferro, zinco e cálcio de acordo com as necessidades infantis, com mínima demanda das reservas maternas. Todas as vitaminas estão presentes no leite materno, mas a quantidade de vitamina D é baixa. O valor calórico do leite materno é de cerca de 68 calorias por 100 mL. Como o leite passa direto do seio para a boca do bebê, sem qualquer intermediário, ele é fornecido em temperatura apropriada e isento de germes patogênicos.

- Benefícios imunológicos: o leite humano é único na proteção imunológica que fornece ao bebê, através de uma série de mecanismos. Essa proteção tem importância particular nas primeiras semanas de vida, quando o sistema imunológico é imaturo e a criança está mais susceptível a infecções. Componentes celulares do sistema imunológico, como linfócitos, macrófagos e monócitos estão presentes em maiores quantidades no colostro e ainda persistem em menores quantidades, mas em forma ativa, por vários meses. As imunoglobulinas desempenham um papel muito importante na proteção do trato gastrointestinal. A flora intestinal formada em resposta à composição química do leite materno garante a acidez intestinal, que dificulta o desenvolvimento de micro-organismos prejudiciais. Os hormônios promovem a maturação do trato intestinal. Esses e inúmeros outros fatores no leite humano promovem proteção ativa e passiva para os bebês, principalmente recém-nascidos, contra bactérias e vírus patogênicos. Em função do balanço entre fatores nutricionais e imunológicos, a proteção máxima se dá somente em bebês com aleitamento materno exclusivo.

- Redução da mortalidade e doenças infantis: o aleitamento materno está associado a reduções significativas na incidência e duração de doenças tanto gastrointestinais, como de pneumonias, bacteremias, otite média e meningite. A amamentação também está associada a uma frequência reduzida de certas doenças crônicas em outras fases da vida, incluindo diabetes não insulino-dependente, linfoma e doença de Crohn. Alergias alimentares parecem ser menos frequentes em crianças amamentadas exclusivamente, e o aleitamento materno parece dificultar o aparecimento de dermatites, particularmente em famílias com história de alergia. Vários estudos referem ainda uma significativa redução da mortalidade infantil em crianças que recebem o leite materno.

- Benefícios maternos: os benefícios para a mãe que amamenta incluem: amenorreia (ausência de menstruação) de lactação, perda de peso ou gordura corporal, mais rápida involução do útero, proteção contra o câncer de mama na menopausa, e melhores taxas de glicose sanguínea em mulheres com diabetes gestacional, além dos benefícios psicológicos já mencionados. A amamentação exclusiva e mais frequente aumenta o período de amenorreia, o que reduz o risco de gravidez e ainda conserva as reservas maternas de ferro. A amamentação também exerce uma proteção a longo prazo da densidade óssea da mãe, contribuindo para a prevenção da osteoporose.

- Benefícios econômicos: além de não requerer utensílios de apoio como mamadeiras e copos, e de não apresentar custo de aquisição do leite, a amamentação também apresenta economias importantes por minimizar o risco a doenças, reduzindo o número de consultas médicas, aquisição de remédios e internações hospitalares.

Considerações

As taxas de crescimento de bebês saudáveis amamentados exclusivamente com leite humano diferem das taxas dos bebês alimentados com fórmulas infantis substitutas do leite materno. Geralmente os dois grupos apresentam a mesma taxa de ganho de peso e crescimento nos primeiros dois a três meses de vida. Após esse período, constatou-se que os bebês amamentados ganham peso de forma mais demorada e tendem a ser mais magros que os alimentados com fórmulas. Mas as alterações das taxas de crescimento linear (altura) são mínimas. Juntando isso ao fato de que os bebês alimentados ao seio estão nutridos adequadamente, observa-se que eles têm uma menor tendência a um ganho de peso excessivo.

Prematuros e bebês pequenos para a idade gestacional devem ser alimentados com leite humano pelo peito se tiverem a habilidade de sucção já desenvolvida. Caso contrário devem ser provisionadas formas alternativas, como conta-gotas ou seringas. Entretanto, prematuros muito pequenos podem requerer nutrientes adicionais ao leite humano para um crescimento e desenvolvimento adequados, que serão prescritos pelo pediatra.

Bebês com doenças graves, anomalias congênitas ou problemas de desenvolvimento também devem receber o leite materno, pelo peito ou por sonda, colheres, copos ou conta-gotas.

Recomendações

A amamentação deve começar logo após o parto ou assim que possível. Exceto sob circunstâncias especiais, o recém-nascido deve permanecer no quarto com a mãe durante o período de recuperação.

O primeiro leite materno, o colostro, tem valor particular para o bebê, em função de seu alto valor de proteínas e vitaminas lipossolúveis e suas propriedades anti-infecciosas. O colostro é considerado a primeira vacina/imunização infantil. Os bebês devem ser amamentados conforme sua vontade, pois a sucção promove um aumento da prolactina, que aumenta a produção do leite. Os sinais de fome são: quando o bebê se mostra alerta, agitado, mexe constantemente com a boca. O fato de chorar já é considerado um sinal tardio de fome. No primeiro mês de vida são recomendadas 8 a 12 mamadas a cada 24 horas, com duração de 10 a 15 minutos em cada peito. Nas primeiras semanas após o parto, os bebês que dormem muito devem ser despertados se passarem quatro horas desde a última mamada. A partir do 3º ou 4º dia de vida, esses bebês devem apresentar seis ou mais fraldas sujas a cada 24 horas, geralmente. Mas como a quantidade de resíduos de leite materno é baixa, o bebê amamentado ao seio poderá ficar alguns dias sem evacuar. A maioria dos recém-nascidos terá menos fraldas a serem trocadas enquanto mamarem apenas colostro.

O peso do bebê deve ser medido duas semanas após o parto, para se ter certeza de um crescimento normal.

Em circunstâncias normais, o recém-nascido não requer água ou nenhum outro alimento após o nascimento, quando a lactação está sendo iniciada. O fato de dar outro tipo de alimento ou bebida para o bebê saudável que recebe aleitamento materno antes dos seis meses de idade é desnecessário e ainda poderá trazer riscos à saúde, como deixar a criança mais vulnerável para doenças e alergias. Por causa do efeito da sucção na produção e secreção do leite materno, a introdução de outros alimentos e bebidas no período de aleitamento pode interferir na manutenção da amamentação, bem como na produção do leite.

Os bebês amamentados ao seio podem precisar de suplementação adicional, que será prescrita pelo pediatra.

- Vitamina D: a vitamina D é usualmente prescrita por causa da quantidade insuficiente no leite materno e pela limitada exposição dos bebês ao sol. A Associação Americana de Pediatria recomenda, como uma alternativa à suplementação, meia hora por semana de exposição ao sol na face e mãos para a produção suficiente da vitamina.

- Flúor: a suplementação de flúor não é mais recomendada para bebês até seis meses de idade, segundo a Associação Americana de Pediatria. Após os seis meses, dependerá do conteúdo de flúor na água da região.

- Ferro: após cerca de quatro meses de idade, as reservas de ferro estão diminuídas. Nessa época, a produção de células vermelhas do sangue e a síntese de hemoglobina aumentam para acompanhar o crescimento rápido. A suplementação de ferro deve começar então a partir dos quatro meses e deve permanecer por pelo menos até o final do primeiro ano de vida. Antes dos quatro meses, a suplementação não é indicada, pois pode interferir na integridade intestinal da criança.

- Vitamina B12: bebês amamentados por mães vegetarianas correm o risco de apresentar deficiência dessa vitamina e necessitam de suplementação.

Em geral, todas as mulheres podem amamentar. Problemas fisiológicos ou patológicos de incapacidade de amamentação são raros. A ansiedade associada a medos descabidos sobre a capacidade de se produzir leite para atender às necessidades da criança são algumas das razões mais comuns para se deixar de iniciar a amamentação, para interrompê-la prematuramente ou para começar a complementar a alimentação antes do necessário. Outro receio frequente refere-se à perda da silhueta da mulher, em consequência do aleitamento. Esse problema pode ser facilmente prevenido com o auxílio de um bom sutiã. Outro fato, é que as dimensões dos seios nada têm a ver com a capacidade de produção do leite. Mulheres com seios pequenos podem amamentar perfeitamente. Algumas mães necessitam obter mais informações sobre o aleitamento, e às vezes até suporte emocional, no sentido de se conscientizarem que essa é a melhor maneira de alimentar seu bebê.

Boa alimentação, sucção, água e descanso

Em resumo, são as condições mais importantes para que o processo de amamentação ocorra da forma apropriada. Alimentação saudável e boa hidratação garantem a produção de leite em quantidade adequada. A sucção do bebê na mama estimula a produção hormonal, que por sua vez também provoca a descida do leite. Mas também é fundamental que a mãe descanse. Por esse motivo, aproveite as horas de sono do bebê para dormir também. Se possível, evite visitas frequentes nos três primeiros meses. Se amigos e familiares insistirem em visitá-los com muita frequência, diga que, por recomendação médica, as visitas serão postergadas. Aproveite esse tempo para relaxar e curtir seu bebê. Caminhadas com o bebê, após liberação do médico, fazem bem aos dois, e garantem alguma exposição solar.

Contraindicações

Apesar do aleitamento materno ser fortemente recomendado, ele não é apropriado se a mãe for usuária de drogas, se consome bebidas alcoólicas em grandes quantidades, ou se recebe certos agentes terapêuticos ou diagnósticos como elementos radioativos ou quimioterapia. Mulheres portadoras do HIV, também não devem amamentar, a não ser que vivam em regiões onde as causas primárias de morte em recém-nascidos forem doenças infecciosas ou desnutrição.

3.2 FÓRMULAS INFANTIS QUE SUBSTITUEM O LEITE HUMANO

As fórmulas lácteas existentes no comércio procuram imitar a composição do leite humano da forma mais próxima possível. Todavia, elas não podem ser consideradas como substitutos perfeitos, porque não são idênticas, sob o ponto de vista bioquímico, além de não possuírem as propriedades imunológicas do leite humano. A maioria dos leites industrializados baseia-se no leite de vaca semidesnatado e modificado de acordo com as especificações seguintes:

- As proteínas são alteradas pelo calor, com o objetivo de produzir um coalho de mais fácil digestão; alguns leites contêm soro adicional, com o objetivo de aproximar sua composição à do leite humano;

- O acréscimo de gorduras poli-insaturadas fornece os ácidos graxos indispensáveis;

- O conteúdo em cálcio é reduzido graças à diluição do leite;

- O acréscimo de vitaminas e minerais tem por finalidade aproximar às concentrações encontradas no leite humano;

- Em alguns leites industrializados, o conteúdo de sódio é reduzido mediante diálise.

As fórmulas industrializadas são consideradas alternativas seguras e nutricionalmente adequadas para substituir o aleitamento materno no primeiro ano de vida, quando este não é possível. Fórmulas fortificadas com ferro proporcionam quantidades adequadas de proteínas, calorias, gorduras, carboidratos, vitaminas e minerais, dispensando a necessidade de suplementação nos primeiros seis meses de vida. Mas são deficientes em outros ingredientes do leite humano, como o fator de crescimento, imunoglobulinas e muitos outros agentes protetores.

A inferioridade do aleitamento artificial em relação à amamentação materna está ligada a vários fatores:

- Possibilidade de contaminação bacteriana, ocasionada pelas manipulações sofridas até o momento do consumo;
- Diferenças na composição química do leite;
- Custo mais elevado;
- Menor condição de se estabelecer o vínculo entre mãe e filho;
- Possibilidade de sobrecarga gastrointestinal se a diluição correta não for adotada.

Recomendações para o aleitamento artificial

- A alimentação deve ser oferecida de acordo com a fome do bebê, e o volume deve obedecer às necessidades, baseadas no número indicado de calorias por kg de peso do bebê, a não ser que o pediatra determine de outra forma. A ingestão energética deve declinar de 108 cal por kg de peso por dia ao nascimento até 98 cal por kg de peso por dia no final do primeiro ano de vida. A capacidade gástrica do recém-nascido varia entre 20 e 90 mL. Durante as duas primeiras semanas de vida o estômago do bebê aumenta mais rapidamente do que o restante do seu corpo; à medida que o estômago aumenta, a velocidade do esvaziamento diminui. A mãe pensa frequentemente que o bebê é obrigado a consumir a quantidade de leite que geralmente lhe é fornecida no hospital. Mas não é necessário que o bebê tome os 100 mL de mamadeira. Provavelmente, transcorrerão algumas semanas até que ele seja capaz de consumir tal quantidade. Com um mês de idade, a capacidade do estômago é de 90 a 150 mL. O esquema abaixo mostra o número e o volume das mamadeiras indicadas para bebês normais até um ano de idade. Mas trata-se apenas de uma orientação geral, pois existem muitas variações de uma criança para outra.

Idade	Nº de mamadeiras	Volume (mL)
1ª semana de vida	6 a 10	30 a 90
1ª semana ao 1º mês	7 a 8	60 a 120
1 a 3 meses	5 a 7	120 a 180
3 a 6 meses	4 a 5	180 a 210
6 a 9 meses	3 a 4	210 a 240
10 a 12 meses	3	210 a 240

- A fórmula deve ser dada ao bebê em temperatura fresca, temperatura ambiente, ou na temperatura corporal. Alimentos aquecidos em micro-ondas devem ser cuidadosamente misturados e sua temperatura deve ser testada para evitar queimaduras na boca do bebê.

- Não se deve de forma alguma adicionar cereais ou outros sólidos na mamadeira. Isso poderia levar à ingestão de um número muito maior de calorias antes do bebê sentir saciedade, e pode interferir em importantes experiências motoras envolvidas com o fato de se alimentar com a colher.

- Não se deve adicionar açúcar, mel, xarope de milho ou outros adoçantes na mamadeira porque esses alimentos substituem outras fontes de calorias e nutrientes como minerais, vitaminas, proteínas e gorduras.

- Boas técnicas de alimentação por mamadeira exigem que a mãe segure a criança; nunca se deve apoiar a mamadeira. Sobretudo, nunca se deve deitar a criança no berço com a mamadeira. Essa prática pode provocar, cárie dentária, ser causa de alto índice de otite média, além de provocar dependência psíquica em relação à mamadeira. A mamadeira deve ser mantida de modo que o bico esteja sempre cheio de leite e nunca de ar. Deve ser usada exclusivamente para a administração de leite ou de água, mas não para a introdução de alimentos sólidos, como cereais.

- É preciso estar atento para que o furo do bico da mamadeira não seja nem muito grande, nem muito pequeno. Em caso de orifício muito pequeno, a criança se cansa antes de receber alimento em quantidade suficiente. Se o furo for grande demais, o bebê chega a consumir muito alimento antes de satisfazer seu instinto de sugar, sem falar no perigo de aspiração.

3.3 RECOMENDAÇÕES GERAIS

Tanto no aleitamento materno quanto artificial, convém interromper a mamada para a criança eructar. Não se deve forçar a eructação, nem movimentar demasiadamente a criança, ao tentar fazer com que ela eructe.

Existem diversos métodos para fazer a criança eructar. Pode-se colocá-la no ombro e aplicar ligeiros tapas em seu dorso; deita-la sobre o colo, com a barriga para baixo e proceder da mesma forma; ou mantê-la sentada no colo, em posição ereta aplicando os pequenos "tapinhas" nas costas.

O recém-nascido de pouca idade deve ser colocado deitado apoiado pelo lado direito do corpo ou de bruços para dormir após as mamadas e para eructar também.

3.4 INTRODUÇÃO DE ALIMENTOS SÓLIDOS E OUTROS LÍQUIDOS

O crescimento e o desenvolvimento são os melhores indicativos para se determinar a introdução de alimentos sólidos e semissólidos.

Em torno de quatro a cinco meses de idade, a habilidade de engolir alimentos sólidos já está estabelecida. Entre cinco e seis meses, o bebê consegue indicar desejo por comida, abrindo a boca e inclinando-se para frente; ou pode demonstrar desinteresse ou saciedade, inclinando-se para trás ou virando-se.

Outros sinais de que o bebê já está pronto para se alimentar com sólidos são:

- O peso ao nascer dobrou;
- A criança consome 240 mL de fórmula na mamada e ainda apresenta sinais de fome em menos de quatro horas;
- A criança mama oito ou mais vezes ao dia ou consome 960 mL ou mais de fórmula por dia.

Recomendações na introdução de sólidos e líquidos

Deve-se começar aos seis meses de vida, associando, de preferência, papinha de frutas com papinha salgada. As papas podem ser oferecidas pela manhã, no intervalo de duas mamadas. O ideal é começar com uma fruta de cada vez e observar as reações. Deve-se iniciar com 10 a 20 g por dia até chegar a 100 a 150 g. Posteriormente pode-se associar as frutas.

Ao mesmo tempo, antes ou depois de uma mamada, pode-se começar a oferecer uma papa de legumes, optando por um legume de cada vez e observando as reações.

Após a aceitação da papa de frutas e da papa de legumes, é possível introduzir algum cereal fortificado, como a quinoa, aveia ou amaranto, que deve ser dado inicialmente na quantidade de uma a duas colheres de sopa ou menos, diluído no leite materno ou fórmula, com consistência ainda fina, com uma colher.

O leite humano ou a fórmula industrializada deve ser mantido até os 12 meses de idade, com redução do volume e da frequência conforme os alimentos sólidos e os outros líquidos são adicionados. O leite de vaca não é uma boa fonte de nutrientes e não deve ser utilizado antes dos 12 meses por causa da sobrecarga renal e dos problemas gastrointestinais por ele causados.

Esteja preparada para uma recusa inicial de novos sabores e texturas. Se houver recusa, tente outro alimento e reintroduza o alimento rejeitado em uma ou duas semanas. Continue sempre oferecendo uma grande variedade de alimentos, pois o paladar da criança muda conforme ela cresce. Sinais de intolerância aos alimentos incluem enjoos, vômito, diarreia, irritabilidade ou respiração ofegante.

Entre os seis e oito meses, o leite humano ou a fórmula pode ser oferecido em um copo especial para crianças, com tampa e bico. A água também pode ser introduzida, no intervalo das mamadas, no copo especial.

Também entre os seis e oito meses, o regime alimentar deve ser ampliado, com a introdução da ricota, iogurte, gema de ovo, carne moída de boi, frango, purê de feijão ou lentilha, além de pão. Estes alimentos fornecem proteínas, carboidratos, fibras, vitaminas e ferro para o organismo em crescimento rápido, além de estimularem a mastigação, quando da erupção dos dentes. Lembre-se de usar os alimentos amassados, e não peneirados ou liquidificados.

Entre oito e dez meses, a criança ficará contente em receber pedaços de alimentos mastigáveis para pegar com os dedos, tais como pedaços de carne de frango ou peixe. Os legumes moles e cozidos, em forma de tiras, também são recomendados, com o objetivo de desenvolver a coordenação entre mãos e boca e a mastigação correta. Nessa faixa etária, a criança já deve conhecer a finalidade da colher e o uso da mesma, e é capaz de beber em um copo ou xícara.

Entre os nove e doze meses, uma variedade de alimentos do cardápio normal pode ser introduzida, tais como: queijos, assados de fácil digestão, feijões, frutas, hortaliças, cereais e pão.

Com um ano a criança normalmente demonstra interesse em se alimentar sozinha e se apresenta mais calma durante as refeições. Nessa idade, pode-se introduzir ovos inteiros e leite de vaca integral.

Sempre comece a oferecer alimentos novos em pequenas porções. Mude gradualmente a textura de purês para alimentos cozidos de acordo com o desenvolvimento da criança.

A criança mostrará se está saciada ou com fome. Nunca a force a comer até "limpar o prato". O fato de forçar a criança a comer pode promover uma associação negativa com a alimentação, que pode durar para o resto da vida. Comer forçosamente também pode contribuir para a obesidade. O ambiente da refeição deve ser agradável, e quem alimenta a criança deve ter muita paciência, se adaptar ao tempo dela, com carinho, conversa, bom humor e contato visual.

Tome muito cuidado para que o alimento preparado em casa, ou mesmo o industrializado não se estrague após aberto. Nunca alimente a criança diretamente com o frasco em que o alimento é guardado. A saliva em contato com o alimento a ser armazenado pode estragá-lo.

Não se deve adicionar sal ou açúcar em alimentos preparados em casa ou industrializados. Lembre-se que a criança quando crescer, vai preferir consumir os alimentos da maneira como eles foram apresentados inicialmente. Assim, se adicionarmos pouco açúcar e pouco sal na alimentação dela quando pequena, essa preferência tende a prevalecer na idade adulta. As bebidas açucaradas podem ainda diminuir o apetite das crianças e com isso causar deficiência de nutrientes. Alimentos processados ou enlatados que contêm grandes quantidades de sal ou açúcar são impróprios para crianças pequenas. Chá e café também não devem fazer parte de sua alimentação.

Dietas vegetarianas não são indicadas para crianças até dois anos, por não suprirem necessidade de nutrientes importantes, como ferro, zinco, cálcio e vitamina B12.

A criança deve ser encorajada a se alimentar sozinha, seja com a colher ou com as mãos.

Capítulo 3 – Alimentação do Bebê

Crianças que bebem líquidos adoçados, incluindo sucos de frutas ou leite em mamadeira, principalmente na hora de dormir, podem desenvolver cárie dentária. Se não for possível evitar a mamadeira antes de dormir, dê apenas água; ou então faça a criança escovar cuidadosamente os dentes depois de mamar.

Veja os dez passos para a alimentação saudável da criança menor de dois anos, elaborado pelo Ministério da Saúde.

Passo 1	Dar somente leite materno até os seis meses, sem oferecer água, chás ou qualquer outro alimento
Passo 2	A partir dos seis meses, oferecer de forma lenta e gradual outros alimentos, mantendo o leite materno até os dois anos de idade ou mais
Passo 3	A partir dos seis meses, dar alimentos complementares três vezes ao dia, se a criança receber leite materno, e cinco vezes ao dia, se estiver desmamada
Passo 4	A alimentação complementar deve ser oferecida sem rigidez de horários, respeitando-se sempre a vontade da criança
Passo 5	A alimentação complementar deve ser espessa desde o início e oferecida de colher; começar com consistência pastosa (papas/purês) e, gradativamente, aumentar a consistência até chegar à alimentação da família
Passo 6	Oferecer à criança diferentes alimentos ao dia. Uma alimentação variada é uma alimentação colorida
Passo 7	Estimular o consumo diário de frutas, verduras e legumes nas refeições
Passo 8	Evitar açúcar, café, enlatados, frituras, refrigerantes, balas, salgadinhos e outras guloseimas, nos primeiros anos de vida. Usar sal com moderação
Passo 9	Cuidar da higiene no preparo e manuseio dos alimentos; garantir o armazenamento e a conservação adequados
Passo 10	Estimular a criança doente e convalescente a se alimentar, oferecendo sua alimentação habitual e seus alimentos preferidos, respeitando a sua aceitação

Fonte: Brasil/Ministério da Saúde/Organização Pan-Americana da Saúde. Guia alimentar para crianças menores de dois anos. 2002. Série A. Normas e manuais técnicos nº 107.B

Capítulo 3 – Alimentação do Bebê

Sugestões de alimentação diária para bebês normais

Até seis meses	Leite humano ou fórmula industrializada enriquecida de ferro conforme a demanda
	Não há necessidade de se oferecer água como complemento, exceto por orientação médica
Aos seis meses (início da introdução dos outros alimentos)	Frutas amassadas (10 a 150 g por dia, aumentando conforme a tolerância)
	Papas de vegetais amassadas (10 a 150 g por dia, aumentando conforme a tolerância)
	Cereal fortificado com ferro (começar com cereal de arroz, aveia ou cevada): 4 a 8 colheres de sopa depois de diluído no leite (começar com menor quantidade e ir aumentando aos poucos); complementar com leite
	Leite materno ou fórmula: 810 a 1.350 mL diários
De seis a oito meses	Vegetais amassados: 3 a 4 colheres de sopa
	Iogurte não adoçado: 1 a 2 colheres de sopa
	Carnes moídas ou trituradas: 1 a 2 colheres de sopa
	Biscoitos e torradas: pouca quantidade, para aliviar a criança no surgimento dos dentes
	Cereal fortificado ou mingau enriquecido: 4 a 6 colheres de sopa
	Sucos de frutas coados: 60 a 120 mL
	Leite materno ou fórmula: 720 a 960 mL
	Água conforme aceitação: oferecer em um copo como um líquido adicional
De 9 a 10 meses	Cereais fortificados ou mingaus enriquecidos: 4 a 6 colheres de sopa;
	Sucos de frutas: 120 mL
	Frutas em pedaços, tiras ou purês: 6 a 8 colheres de sopa
	Vegetais bem cozidos, em pedaços, tiras ou purês: 6 a 8 colheres de sopa
	Carnes de boi, frango, peixe bem cozidas, queijos, gema de ovo (em pedaços, tiras ou bem cozidos), iogurte sem açúcar: 4 a 6 colheres de sopa
	Leite materno ou fórmula: 720 a 960 mL
	Água conforme aceitação

	Cereais infantis fortificados: 4 a 6 colheres de sopa
De 11 a 12 meses	Pães, biscoitos e torradas: 2 pequenas porções (cada porção equivale a 1 fatia de pão, 2 torradas pequenas ou 2 bolachas)
	Sucos de frutas: 120 mL
	Frutas em pedaços: ½ xícara
	Vegetais cozidos em pequenos pedaços: ½ xícara
	Carnes em fatias ou pedaços pequenos: 60 g ou ½ xícara
	Batatas em purês, arroz, macarrão cozidos: ½ xícara
	Leite humano ou fórmula: 720 a 900 mL
	Água conforme aceitação

Obs.: As quantidades listadas são sugestões para consumo durante o dia inteiro, constituindo objetivos a serem atingidos gradualmente. O consumo dependerá do apetite da criança.

Alimentos contraindicados para bebês

Certos alimentos podem levar a criança a engasgar, como nozes, batata frita, frutas contendo sementes, pipoca, aipo, cenoura crua, peixe com espinhas, carne dura, doces pequenos, pegajosos ou duros. O perigo só é menor nas crianças acima de três anos de idade.

Os seguintes alimentos podem tomar o lugar de alimentos mais nutritivos e estimular o apetite especial pelos doces: bolachas, doces, cereais açucarados, balas, bolos, refrigerantes e sucos adoçados ou com sabor artificial de frutas. O mel e o xarope de milho também são contraindicados, pois existe um alto índice de contaminação desses alimentos por bactérias nocivas.

Os alimentos que frequentemente provocam alergias ou reações indesejáveis no bebê são: leite de vaca fresco e alimentos à base desse leite, ovos, trigo, trigo-sarraceno, amendoim, cacau, peixe, frutas cítricas, carne de porco e tomate. Alergias ou intolerâncias podem ser mais frequentes quando a mãe não tinha contato com o alimento durante a gestação. Para evitar a sensibilidade, convém evitar esses alimentos caso a criança manifeste algum desconforto no consumo.

Capítulo 4

Apêndice

Capítulo 4 – Apêndice

4.1 TABELA DE VITAMINAS

Vitamina	Funções	Fontes
Vitamina A	Essencial para o crescimento normal, desenvolvimento e manutenção do tecido epitelial (pele); para a integridade da visão e para a saúde dos olhos. Auxilia o desenvolvimento ósseo normal e ajuda na formação dos dentes. É tóxica em grandes quantidades	Fígado, rins, gordura do leite, margarina fortificada, gema do ovo, folhas verdes e amarelas, melão, pêssego
Vitamina B1 ou Tiamina	Necessária para o funcionamento normal do sistema nervoso faz parte de algumas enzimas. É essencial para o crescimento, apetite normal, digestão e nervos saudáveis	Porco, fígado, vísceras, legumes, grãos integrais e cereais enriquecidos, germe de trigo, batatas
Vitamina B2 ou Riboflavina	Essencial para o crescimento e para a saúde dos olhos. Faz parte de algumas enzimas do organismo. Evita fissuras no canto da boca, ao redor dos olhos e do nariz, irritação dos olhos e fotofobia	Leite e derivados, vísceras, vegetais de folhas verdes, cereais enriquecidos, pães e ovos
Niacina ou vitamina PP	Faz parte do sistema enzimático, evita lesões na pele e depressão nervosa	Peixe, fígado, carnes, aves, grãos, ovos, amendoim, leite, legumes
Vitamina B6 ou piridoxina	Faz parte de algumas enzimas, previne anemia, problemas de pele, lesões na mucosa. Essencial para o crescimento normal	Porco, vísceras, farelo e germe de cereais, leite, gema de ovo, farinha de aveia e legumes
Ácido fólico	Faz parte de algumas enzimas e é essencial para a formação das células vermelhas do sangue	Vegetais de folhas verdes, vísceras, bife magro, trigo, ovos, peixes, feijão, lentilha, aspargos, brócolos
Vitamina B12 ou Cianocobalamina	Previne anemias e está relacionada ao crescimento	Fígado, rim, leite e derivados, carne e ovos
Ácido pantotênico	Essencial para a digestão de carboidratos, gorduras e proteínas	Presente em todos os vegetais e animais. As melhores fontes são ovos, fígado e salmão
Biotina	Faz parte de algumas enzimas	Fígado, cogumelos, amendoim, leite, carne, gema de ovo, vegetais, banana, laranja, tomate, melão e morango

89

Capítulo 4 – Apêndice

Vitamina	Funções	Fontes
Vitamina C	Essencial para o crescimento; desempenha papel na formação de dentes e ossos; promove a cicatrização dos ferimentos e fraturas; reduz a tendência a infecções; aumenta a absorção do ferro; essencial para a produção de colágeno, substância básica de alguns tecidos do corpo, relacionada com a produção de alguns hormônios; previne o escorbuto (doença caracterizada por fraqueza, perda do apetite e do crescimento, anemia, maior sensibilidade, inflamação das gengivas, perda dos dentes e até hemorragias	Frutas cítricas, tomate, melão, pimentão verde, repolho cru, morango, abacaxi, goiaba, batata
Vitamina D	Essencial para o crescimento e desenvolvimento normais; importante para a formação de ossos e dentes; influencia o aproveitamento do cálcio e do fósforo (minerais que ingerimos). Previne e cura o raquitismo e a osteomalacia (doenças caracterizadas pelo mal crescimento ou desenvolvimento dos ossos). É tóxica em grandes quantidades	Luz solar, leite enriquecido, gordura do leite, fígado, gema de ovo, salmão, sardinha e atum
Vitamina E	Potente antioxidante. Protege as células sanguíneas vermelhas, desempenha papel na reprodução; atua na manutenção do tecido epitelial. Relacionada também com a agregação plaquetária e com a pressão sanguínea	Germe de trigo, óleos vegetais, vegetais de folhas verdes, gordura do leite, gema de ovo, nozes
Vitamina K	Auxilia a produção de protrombina, um composto necessário para a coagulação sanguínea normal. É tóxica em grandes quantidades	Fígado, óleos vegetais, vegetais de folhas verdes, tomate, couve-flor, grão de trigo

4.2 TABELA DE MINERAIS

Mineral	Função	Fonte
Cálcio	Atua no crescimento, gestação, lactação, construção e manutenção dos ossos e dentes, formação de coágulo, transporte nas membranas celulares, transmissão nervosa e regulação dos batimentos cardíacos	Leite e derivados, sardinhas, mariscos, ostras, repolho crespo, folhas de nabo, folhas de mostarda e brócolos
Fósforo	É um dos componentes de todas as células e de metabólitos muito importantes, incluindo DNA, RNA, ATP (compostos de alta energia) e fosfolipídeos (elementos-chave na estrutura das membranas celulares). Importante para a regulação de pH	Queijos, gema de ovo, leite, carnes, peixes, aves, cereais de trigo integral, legumes, castanhas
Magnésio	Atua como ativador de diversas enzimas e deve influenciar quase todos os processos orgânicos	Cereais de trigo integral, castanhas, carne, leite, vegetais verdes, legumes
Sódio	Regula a pressão osmótica, o pH e o volume dos líquidos corpóreos	Sal de cozinha comum, alimentos do mar, alimentos animais, leite, ovos. Abundante na maioria dos alimentos, exceto nas frutas
Cloro	Funciona como ativador de enzimas; compõe o ácido clorídrico gástrico	Sal de cozinha comum, alimentos do mar, leite, carnes, ovos
Potássio	Atua na regulação do pH e pressão osmótica, e na transferência pela membrana celular. É necessário para o metabolismo de carboidratos e proteínas	Frutas, leite, carnes, cereais, vegetais, legumes
Enxofre	Compõe aminoácidos necessários para a síntese de metabólitos essenciais; atua em algumas reações orgânicas e também compõe a tiamina e a biotina	Alimentos proteicos (carnes, peixes, aves, ovos, leite, queijos, legumes, castanhas)
Ferro	Um dos componentes da hemoglobina e da mioglobina, importante na transferência de oxigênio	Fígado, carnes, gema de ovo, legumes, grãos integrais ou enriquecidos, vegetais verde-escuros, camarão, ostras

Capítulo 4 – Apêndice

Mineral	Função	Fonte
Zinco	Constituinte de diversas enzimas e insulina; importante no metabolismo dos ácidos nucleicos (DNA, RNA)	Leite, fígado, moluscos, arenques, farelo de trigo
Cobre	Constituinte de enzimas e substâncias no sangue	Fígado, moluscos, grãos integrais, cereais, legumes, rins, aves, ostras, chocolate, castanhas
Iodo	Constituinte da tiroxina (substância que funciona no controle de reações envolvendo energia celular) e de compostos relacionados sintetizados pela glândula tireoide	Sal de cozinha iodado, alimentos do mar, água
Manganês	Constituinte de sistemas enzimáticos essenciais, abundante nas mitocôndrias (responsáveis pela respiração celular) de células hepáticas	Folhas de beterraba, amoras, grãos integrais, castanhas, legumes, frutas
Flúor	Previne a incidência de cárie dentária e pode minimizar a perda óssea	Água potável, café, arroz, soja, espinafre, gelatina, cebola, alface
Molibdênio	Constituinte de uma enzima especial, envolvida na formação de ácido úrico, também é importante na mobilização de ferro contido nas reservas hepáticas (do fígado)	Legumes, grãos de cereais, vegetais de folhas verde-escuras, vísceras
Cobalto	Essencial para a função normal de todas as células, particularmente as da medula óssea, sistema nervoso e gastrintestinal	Fígado, rins, ostras, mariscos, aves, leite
Selênio	Associado ao metabolismo de gorduras e de vitamina E	Grãos, cebola, carnes, leite
Cromo	Associado ao metabolismo da glicose	Óleo de milho, mariscos, cereais de trigo integral, carnes, água potável

REFERÊNCIAS BIBLIOGRÁFICAS

1. The American Dietetic Association – Pregnancy Nutrition: Good Health for You and Your Baby – 1998.

2. The American Dietetic Association – Manual of Clinical Dietetics – 5ª edição – 1996.

3. The American Dietetic Association – Pediatric Manual of Clinical Dietetics – 1998.

4. Krause MV, Mahan LK – Alimentos, Nutrição e Dietoterapia – Editora Roca – 7º Edição – 1991.

5. Sola JE – Manual de Dietoterapia do Adulto – Editora Atheneu – 6º edição – 1988.

6. Mitchell, Rynbergen, Anderson, Dibble, Turkki – Nutrição – Editora Guanabara – 17º edição – 1988.

7. Franco G – Tabela de Composição Química dos Alimentos – Editora Atheneu – 8º edição – 1989.

8. IBGE – Tabela de Composição de Alimentos – 2º edição – 1981.

9. Worthington-Roberts, Vermeersch, Williams – Nutrição na Gravidez e na Lactação – Editora Guanabara – 3º edição – 1988.

10. The American Journal of Clinical Nutrition – todas as edições, a partir de janeiro de 1998.

11. The Journal of The American Dietetic Association – todas as edições, a partir de janeiro de 1990.

12. Revista Nutrição em Pauta – edições de 1998 e 1999.

13. Araújo MODG, Thérbia MM – Alimentos per Capita – Editora Universitária – 1992.

14. Position of The American Dietetic Association: Use of nutritive and nonnutritive sweeteners. J Am Diet Assoc 1998;98:580-587.

15. Carraza FR, Marcondes E – Nutrição Clínica em Pediatria – Editora Sarvier – 1991.

16. Kelts DG, Jones EG – Manual de Nutrição Infantil – Editora Guanabara – 1988.

17. Committee to Reexamine IOM Pregnancy Weight Guidelines: "Weight Gain During Pregnancy: Reexamining the Guidelines".

18. Kathleen Rasmussen, ScD, RD, chairwoman, Committee to Reexamine Institute of Medicine Pregnancy Weight Guidelines; professor, division of nutritional sciences, Cornell University.

19. Linda Barbour, MD, MSPH, professor of medicine and obstetrics-gynecology, University of Colorado at Denver.

20. Melissa Goist, MD, clinical assistant professor, obstetrics-gynecology, Ohio State University Medical Center.

Índice Remissivo

Índice Remissivo

A

Acesulfame K, 16

Ácido fólico, 21

Açúcar, substitutos do, 57

Adoçantes, 15

Adolescência, 55

Adolescente gestante, 37

Água, 71

Álcool, 56

Aleitamento
   artificial, 74
   materno, 61
      vantagens do, 62

Alimentação
   artificial, recomendações, 74
   boa, 71
   diária para bebês normais, 84
   do bebê, 59-86
   na gestação
      alguns inconvenientes, 33
      condições especiais, 37
      exemplo de cardápio, 32
      ganho de peso, 5

guia alimentar diário para gestantes, 31

nutrientes, 10

segurança no consumo e seleção dos alimentos, 47

na lactação, 49-58

Alimento (s)

contraindicados para bebês, 85

provenientes do mar, 17

ricos

em carboidratos, 12

em folato, 23

em proteínas, 11

seleção dos, 47

sólidos, introdução de, 78

Amamentação, 52

Anemia ferropriva, 26, 46

Anencefalia, 22

Aversões alimentares, 36

Azia, 35

B

Batata yacon, 44

Bebês

alimentos contraindicados para, 85

normais, alimentação diária para, 84

Boa alimentação, 71

C

Café, 30

Cafeína, 30, 57

Cálcio, 23, 41

alimentos ricos em, 24

Calorias, 10

Carboidratos, 12

Carotenoides, 19

Célula do feto, 11

Chás, 30

Colostro, 68

"Comer para dois", 8

Constipação, 14, 34

Convulsões, 45

D

Defeito no tubo neural do bebê, 22

Deficiências nutricionais, 4

Descanso, 71

Diabetes

  gestacional, 43

  preexistente, 42

Diarreia, 24

Dieta da mãe lactante, 51

E

Eclâmpsia, 45

Encefalocele, 22

F

Farinha de casca de maracujá, 45

Fenilcetonúria, 16

Ferro, 26, 70

  heme, 26

Fibra (s)

  dietética, 13

  insolúvel, 13

  solúveis, 13, 45

  teor em 100 g de alimento, 15

Flatulência, 24

Flúor, 70

Fórmulas

fortificadas, 73

industrializadas, 73

infantis que substituem o leite humano, 72

G

Gases, 24

Gestação

alimentação na, 1-48

condições especiais na, 37

ganho de peso na, 5

inconvenientes na, 33

nutrientes na

adoçantes, 15

cálcio, 23

calorias, 10

carboidratos, 12

ferro, 26

fibras, 13

gorduras, 16

líquidos, 29

mineirais, 23

proteínas, 11

sódio, 27

suplementação vitamínica e mineral, 28

vitaminas, 18

Gestante (s)

acima de 40 anos de idade, 48

adolescente, 37

guia alimentar diário, 31

obesa, 39

riscos nutricionais, 4

Gordura(s), 16

hidrogenada, 17

monoinsaturadas, 16, 17

poli-insaturadas, 16

H

Hemorroidas, 35

Hipertensão arterial, 45

I

IMC, ver Índice de massas corporal

Inchaço, 36

Índice de massa corporal, 7

Intolerância à lactose, 24

L

Lactação, alimentação na

exemplo de cardápio, 55

guia alimentar diário para lactantes, 54

necessidades nutricionais, 53

perda de peso, 51

Lactante

dieta da mãe, 51

guia alimentar diário para, 54

Lactose, intolerância à, 24

Leite

humano, 63

influência dos alimentos no, 57

Levedo de cerveja, 45

Líquido(s), 29, 58

introdução de, 78

necessidade durante a gestação, 30

M

Mães obesas, 56

Maus hábitos alimontarcs, 23

Minerais, 23

mais importantes na gestação, 23

tabela de, 91

N

Náuseas, 33

Necessidades nutricionais, 53

Nutrição, 61

Nutrientes

falta de, 4

na gestação, 10

O

Obesidade, 56

P

Peixes de águas frias e profundas, 45

Peso

corporal pré-gravídico, 51

ganho na gestação, 5, 8

recomendações básicas, 7

Prisão de ventre, 14

Proteínas, 11, 41

Q

Queimação, 35

R

Riscos nutricionais, 4

S

Sacarina, 16

Sal, 54

Segurança no consumo, 47

Síndrome

alcoólica fetal, 31

de Down, 38

Sódio, 27

Sucção, 71

Sucralose, 16

Suplementação vitamínica e mineral, 28

T

Tabela

de minerais, 91

de vitaminas, 89

do *Metropolitan Life Insurance*, 7

V

Vegetarianismo, 40

Vitamina (s)

    A, 19

        fontes de, 20

    B12, 42, 70

    D, 20, 41, 69

    do complexo B, 20

    doses excessivas de, 19

    necessárias a uma gestação saudável, 19

    tabela de, 89

Vômitos, 33

Z

Zinco, 42